LA
CRÉMATION

SA RAISON D'ÊTRE — SON HISTORIQUE
LES APPAREILS ACTUELLEMENT MIS EN USAGE POUR LA RÉALISER
ÉTAT DE LA QUESTION
EN EUROPE, EN AMÉRIQUE ET EN ASIE

PAR

le Dr Prosper de PIETRA SANTA
Rédacteur en chef du Journal d'Hygiène

ET

MAX de NANSOUTY
Ingénieur des Arts et Manufactures

(AVEC 1 PLANCHE ET 29 FIGURES)

PARIS
PUBLICATIONS DU JOURNAL
LE GÉNIE CIVIL
Revue générale des Industries françaises et étrangères
6, RUE DE LA CHAUSSÉE-D'ANTIN, 6
1881

LA
CRÉMATION

PARIS. — IMPRIMERIE CHAIX, 20, RUE BERGÈRE. — 8658-1.

LA
CRÉMATION

SA RAISON D'ÊTRE — SON HISTORIQUE
LES APPAREILS ACTUELLEMENT MIS EN USAGE POUR LA RÉALISER
ÉTAT DE LA QUESTION
EN EUROPE, EN AMÉRIQUE ET EN ASIE

PAR

le Dr Prosper de PIETRA SANTA

Rédacteur en chef du Journal d'hygiène

ET

MAX de NANSOUTY

Ingénieur des Arts et Manufactures

(AVEC 1 PLANCHE ET 29 FIGURES)

PARIS
PUBLICATIONS DU JOURNAL
LE GÉNIE CIVIL
Revue générale des Industries françaises et étrangères
6, RUE DE LA CHAUSSÉE-D'ANTIN, 6
1881

LA CRÉMATION

Personne n'ignore que, dans toutes les contrées du monde civilisé, les questions d'hygiène publique et d'économie sociale qui
se rattachent à la meilleure installation possible des *cimetières*,
sont depuis plusieurs années à l'ordre du jour de la discussion
scientifique, de l'étude expérimentale, de l'enquête adminis-
trative, voire même de la réforme législative.

De tous côtés l'on se préoccupe, avec raison, de cet encombrement sans cesse croissant des morts ; des inconvénients qui
résultent, pour les populations, d'un voisinage trop rapproché
des localités affectées au dernier repos ; de la nécessité de rendre à l'agriculture de vastes espaces de terrains aussi féconds
qu'improductifs.

Parmi les solutions de ce problème, d'ailleurs complexe, celle
qui se présente avec le plus de garanties de succès et d'application pratique immédiate, c'est sans contredit la destruction
des corps par le feu, l'incinération des morts, la crémation (du
latin *cremare*, brûler).

La récente constitution à Paris d'une société [1] ayant pour but
la réalisation de procédés déjà en pleine activité au delà du
Rhin et des Alpes, imposait au *Génie Civil* le devoir de présenter à ses lecteurs l'*état de la question*, non pas au point de

---

[1] Sous la présidence de M. Kœchlin-Schwartz, maire du VIIIe arrondissement de
Paris.

vue théorique, moral et religieux, mais au point de vue plus spécialement expérimental et pratique.

En faisant appel à la collaboration d'un hygiéniste et d'un ingénieur, le comité de rédaction nous semble avoir parfaitement déterminé les limites de cette sphère d'action réciproque. Laissant de côté les discussions et les controverses théoriques, devenues tant soit peu inopportunes en présence des faits désormais acquis, nous nous bornerons d'abord à esquisser la raison d'être de la crémation, à enregistrer les principales dates de la réforme et les travaux les plus marquants, pour suivre les divers anneaux de la chaîne historique dans les diverses contrées du monde civilisé (France, Italie, Allemagne, Suisse, Angleterre, Belgique, Hollande, Espagne, États-Unis, Japon). Chemin faisant, nous réserverons de plus amples détails : 1° à la description des appareils et des monuments qui existent et fonctionnent à l'étranger ; 2° à l'exposition des plans et devis de ceux que pourrait nous réserver, en France, un avenir très prochain.

Raison d'être de la crémation.

Dans tous les temps, sous toutes les civilisations et chez tous les peuples, la question « que faire des morts? » a été l'objet des plus vives préoccupations des législateurs.

Le culte des morts, ce culte qui « console et moralise », est d'autant plus respectable et pieux, qu'il se base sur les sentiments spiritualistes de l'immortalité de l'âme et de la vie future.

La terre étant le réservoir commun des sources de la vie, par une loi nécessaire et fatale de la nature, tout ce qui a vécu doit mourir, et tout ce qui meurt doit se transformer en nouveaux principes de vie.

Tout est métamorphose dans la nature : la matière première est toujours la même, seulement elle se perpétue sous des formes toujours nouvelles.

Dès que l'organisme humain est livré à lui-même, à l'état de cadavre, il subit immédiatement l'action des lois physiques et chimiques qui réduisent ses éléments constitutifs à des combinaisons plus simples, c'est-à-dire : de l'eau, des gaz (parmi lesquels dominent l'acide carbonique, les hydrocarbures, l'ammoniaque), des sels minéraux (chaux, magnésie, potasse, soude, oxyde de fer, etc.). Par la combinaison de ces diverses bases avec les acides phosphoriques et carboniques, il se forme des sels spéciaux et parfaitement déterminés (carbonates et phosphates de chaux et de magnésie, etc.). L'eau et les matières solides existent dans le corps animal dans les proportions de 75 et 25 %.

Les gaz sont utilisés par la végétation, qui se les assimile au moyen du feuillage des plantes; les sels, réduits en cendres, se combinent avec la terre et la fécondent de la manière la plus heureuse, en arrivant aux racines des végétaux.

L'enterrement des corps s'est tout d'abord imposé comme une loi de la nature, car il fallait rendre à la terre, sous peine de la stériliser, les phosphates, les carbonates, et tous les éléments fécondants que contenaient ces cadavres.

C'est par des sentiments d'affection, pour obéir à des principes religieux, ou pour se conformer à certains préceptes d'hygiène générale (contre l'insalubrité de l'air et des eaux potables), que l'homme a tenté parfois de soustraire sa dépouille mortelle à la loi de la décomposition lente et putride des corps.

Mais à la lumière de ce grand axiome de la chimie moderne : « Rien ne se perd, rien ne se crée, » il est facile de se convaincre que, par la crémation, on arrive au même but d'une manière plus rapide.

Enfoui dans la terre, ou placé dans le four d'incinération, l'organisme humain donnera toujours une quantité, déterminée d'avance, de produits gazeux et solides. Dans le premier cas, la molécule organique prend la route la plus longue pour arriver à sa nouvelle destination; dans le second cas, sous l'action d'une température très élevée, la décomposition chimique est plus prompte et plus complète. Le nombre fini et déterminé de calories nécessaire pour la dissociation des éléments organiques du corps lui est fourni immédiatement, et chacun d'eux reprend sa liberté. Le *reclassement* de ces éléments, et leur rentrée dans l'activité générale de la nature, sont pour ainsi dire immédiats. Les uns, à l'état gazeux, restent quelque temps en suspension dans l'atmosphère; d'autres, condensables, vont retomber sur le sol; et délivrés, les uns et les autres, de la promiscuité que donne l'inhumation, ils obéissent chacun à leur attraction proportionnelle, pour aller se fixer au point exact où leur présence est nécessaire à l'équilibre des trois règnes de la nature.

Quant à la faible partie de cendres et d'os qui reste immobilisée (le 6°/₀ à peine), nous savons qu'elle est constituée par des éléments très peu actifs (alcalins ou terreux), dont la source est inépuisable dans le sol.

Dans un mémoire lu devant la Société de crémation de Hollande, M. le docteur Mohr a soutenu que la pratique prolongée de l'incinération tendait à appauvrir de plus en plus la surface du globe, de l'ammoniaque et de l'azote nécessaires à l'entretien de la vie, « parce que, dans l'incinération, l'ammoniaque et les sels ammoniacaux contenus dans les tissus sont décomposés, et que l'azote seul est mis en liberté. »

Le docteur Franchimont, de Leyde, a réfuté énergiquement cette opinion, en démontrant que l'azote résultant de la décomposition des produits ammoniacaux, trouve dans l'atmosphère même les éléments pour reconstituer l'ammoniaque dans la végétation même des plantes.

Les recherches de nos savants français, Boussingault, Ville, Dehérain, ne laissent aucun doute à cet égard.

D'ailleurs, ajoute M. W. Eassie, de Londres, la destruction par le feu n'est pas la seule opération qui dégage l'azote de ses combinaisons, et le répande en liberté dans l'air qui nous entoure. La décomposition des matières organiques produit non seulement des composés azotés et ammoniacaux, mais encore de l'azote libre, et il ne semble pas que, depuis des siècles que la putréfaction se poursuit, notre planète s'appauvrisse en azote.

Enfin la houille, qui est restée pendant des milliers d'années au sein de la terre, met incessamment, depuis qu'elle est exploitée, de l'azote en liberté, et produit autour de nous une augmentation de l'azote disponible, bien supérieure à la diminution qui pourrait résulter de l'incinération.

Ces considérations nous paraissent de nature à démontrer en toute évidence que les divers procédés de crémation ne deviendront jamais capables d'appauvrir le globe terrestre des proportions d'ammoniaque indispensables à la vie des plantes comme à celle des animaux.

Voici donc parfaitement établi le double rôle chimique et physiologique que doit jouer la crémation dans la succession des organismes et des temps.

Historique.

Que nous apprend l'histoire de l'antiquité au sujet de la crémation ?

D'une manière générale on peut affirmer que chez tous les peuples, non seulement la méthode de l'incinération est en raison directe de leur civilisation, mais encore qu'elle constitue un honneur suprême rendu aux héros, aux grands hommes, et n'exclut ni l'ensevelissement dans la terre, ni l'érection de tombeaux destinés à perpétuer leur mémoire [1].

Homère retrace dans l'*Iliade* les funérailles de Patrocle et d'Hector. Tacite nous apprend que les Germains incinéraient les corps des hommes illustres, *clarorum virorum*. Virgile décrit dans l'*Enéide* les bûchers des premiers habitants du Latium ; Ovide affirme que Rémus fut incinéré ; Pline transcrit les dispositions testamentaires de Sylla pour la crémation de son corps.

Laërce, en établissant la différence des coutumes des Égyptiens et des Romains, démontre que les Égyptiens ensevelissaient les morts après les avoir embaumés, tandis que les Romains incinéraient les leurs : *Romani vero incendentes*.

Le professeur Castiglioni a prouvé que la diversité des races et des familles dont descendaient les habitants de Rome antique, exerçait une grande influence sur le mode de sépulture.

Pendant que la famille des Jules (Giulii) donnait la préférence à la crémation, la famille des Scipions pratiquait l'inhumation.

Les recherches d'Atto Vanucci font croire qu'elle était prati-

---

[1] Au congrès d'anthropologie de Buda-Pesth, M. Vlademar Schmidt a fait une étude comparative des rites funéraires usités dans les diverses contrées de l'Europe aux temps préhistoriques.

Il a démontré, au moyen de très intéressants documents, les assertions suivantes :

Pendant l'âge de pierre, l'inhumation était en usage dans tous les pays de l'Europe ;

Pendant l'âge de bronze, l'incinération prédomine à l'est et au nord, pendant que l'inhumation reste plus fréquente vers l'ouest ; en Scandinavie, l'on peut distinguer deux périodes distinctes, l'une d'inhumation, l'autre de crémation ;

Pendant l'âge de fer, avant la fondation de Rome, l'inhumation était en honneur en Grèce, alors que l'Italie avait recours à l'incinération.

Sous les rois on brûlait les cadavres à Rome, mais à partir de l'époque des Antonins on recommença à ensevelir les corps.

M. Schmidt est disposé à admettre que ce sont les *Arin* primitifs, venus de l'Asie, qui ont importé en Europe les rites de la crémation des morts.

quée chez les Étrusques, et chacun a présente à la mémoire la légende d'Artémise, reine de Carie, buvant, mêlées au vin de sa coupe, les cendres du roi Mausole son époux.

Les Hébreux ont connu la crémation des morts, qu'ils considéraient comme un acte de vénération, un témoignage d'honneur et de reconnaissance publique [1].

Les Romains commencèrent donc par incinérer leurs morts à l'exemple des anciens peuples d'Italie; mais peu à peu, sous prétexte d'honorer les ancêtres, ils ensevelirent leurs dépouilles mortelles dans les villes et conservèrent les momies dans leurs propres habitations. Les lois des XII Tables apportèrent plus tard une sage restriction à ces coutumes dangereuses pour la santé publique.

Hominem mortuum in urbe ne sepelito, neve urito.

Au moment de l'apparition du Christianisme, les premiers fidèles repoussèrent l'incinération avec d'autant plus d'énergie que les païens y attachaient l'idée, non seulement de la purification physique, mais aussi de la purification morale.

Constatons toutefois qu'au point de vue religieux : 1° l'abbé Buccellati, professeur de droit canonique à l'université de Pavie, a caractérisé en ces termes ce mode de sépulture :

« L'incinération ou crémation des cadavres, telle qu'elle est actuellement comprise et exécutée à Milan, ne constitue pas une opinion que l'on puisse dire *hérétique* ou *entachée d'hérésie*; les théologiens les plus rigoristes pourraient seuls la considérer comme téméraire. »

2° Que le nouveau procédé est si peu contraire aux dogmes de l'Église, qu'à Paris, les Pères missionnaires conservent précieusement dans la chapelle de la maison-mère de la rue du Bac, les urnes qui renferment les cendres de leurs chers martyrs tombés, loin de la patrie, sur les champs de bataille de la foi et de la charité.

Pendant de longs siècles l'incinération, réléguée dans les coutumes de l'extrême Orient, n'arrive à la connaissance de l'Europe civilisée que par les récits des voyageurs et des historiens, mais lorsque, vers la fin du XVIII° siècle, vint se poser

---

[1] Ézéchiel, les Rois, Jérémie, Paralipomènes.

en France, d'une manière pressante, la grave question des sépultures nationales, un vaste mouvement d'opinion et de recherches s'organisa en faveur de la nouvelle réforme[1].

Legrand d'Aussy (an V de la République) affirme nettement la nécessité de substituer l'incinération des corps à leur inhumation.

L'Institut de France propose un prix de 1500 francs pour l'étude scientifique de la question. (Dans les quarante mémoires envoyés au concours, tous les auteurs, au nom des principes de liberté, demandaient que la crémation fût facultative.

Le Conseil des Cinq-Cents rejette à une faible majorité l'article 5 de la loi qui reconnaissait à chaque famille la liberté de choisir entre les deux modes ou procédés de crémation ou d'inhumation.

Peu de temps après, M. le comte Frochot, préfet de police en 1800, autorisait la crémation en ces termes :

« Les derniers soins à rendre aux dépouilles humaines sont un acte religieux, dont la puissance publique ne pourrait prescrire le mode sans violer le principe de la liberté des opinions ! »

État actuel de la question en Europe, en Amérique et en Asie.

France. — Nous commencerons cette exposition par notre pays, car, comme l'a écrit M. le Dr Level, « c'est la France qui, la première, au commencement du siècle, préoccupée de la question des sépultures (principalement au point de vue de l'hygiène des grandes villes) a nettement posé la nécessité de substituer l'incinération des corps à leur inhumation. »

« Nous autres Français, ajoute-t-il avec beaucoup de raison, nous sommes ainsi faits : les idées, ce pollen de l'intelligence, que nous semons dans le monde entier, germent chez les autres peuples et nous reviennent avec une substitution de paternité[2]. »

---

[1] L'arrêté du parlement de Paris contre l'inhumation des corps dans l'enceinte des villes et dans les églises, porte la date de 1765.

[2] Nous ne comptions à ce moment, dans notre littérature française, que trois ouvrages ou traités généraux.

C. GUICHARD, *Funérailles et diverses manières d'ensevelir des Grecs et des Romains*, Lyon, 1581.

G. Sr. Muret, *Cérémonies funèbres de toutes les nations*, Paris, 1679.

D. DE MONTFAUCON, *L'antiquité expliquée : Funérailles des Grecs, des Romains et des anciens barbares*, Paris, 1772.

L'histoire des usages funèbres et des sépultures des peuples anciens, de FEYDEAU porte la date de Paris 1856-58.

— 8 —

Pendant les deux tiers du XIXe siècle l'on ne peut signaler que des articles isolés, d'ailleurs remarquables, des docteurs Caffe, Sucquet, Lapeyrère et Morache (dans l'*Hygiène militaire*), de George Sand, de M. Paul Saint-Olave de Lyon, de M. Bonneau (dans *la Presse*).

En 1870-71, lorsqu'au désastre de l'invasion prussienne vinrent s'ajouter, pour la glorieuse capitale, les malheurs de la guerre civile, on put voir autour de Paris, dans un périmètre de plusieurs lieues, sur tous ces champs de carnage et de mort, le triste et navrant spectacle d'une masse d'inhumations précipitées et d'ensevelissements à fleur de terre.

M. l'inspecteur Laveran, directeur de l'école du Val-de-Grâce, ayant démontré au Conseil de santé de l'armée la nécessité d'employer au plus tôt les procédés de la crémation, son illustre collègue, le baron Larrey, proposa à l'administration supérieure de faire immédiatement appel à la science et aux lumières des membres de l'Académie des sciences et de l'Académie de médecine.

Le premier mémoire publié par l'un de nous, dans l'*Union médicale*, sous le titre : *la Crémation en Italie*, porte la date de 1872. Le second, plus complet : *la Crémation des morts en France et à l'étranger*, a été inséré dans le fascicule de juillet 1874 des *Annales d'hygiène publique* [1].

Le troisième fait partie du rapport adressé à M. Waddington, ministre de l'instruction publique, sur les travaux de la section d'hygiène du congrès de Turin, en septembre 1876.

Dans les journaux politiques et médicaux nous retrouvons les noms de MM. Morin, Maret-Leriche, Cousin, Prat, Maxime Ducamp, Moride, Ernest Lacan, Gaston Tissandier, Henri Vivien, A. Cheveau, Dupouy, Mollière, Vallin.

Parmi les auteurs des brochures ou volumes, ceux de MM. Cadet, Marmier, Gannal, Lacassagne et Dubouisson, et Talmy.

---

(1) Voici le jugement que porte, sur ce travail, M. le professeur Lacassagne :

« La France, qui s'éprend en général si facilement des nouveautés, garde une attitude très réservée dans une question de cette importance et demeura très loin en arrière des nations qui l'entourent.

» Un écrivain laborieux et convaincu qui, depuis longtemps, consacre sa plume à la diffusion de ces idées, M. le Dr de Pietra Santa, dans un mémoire auquel nous avons emprunté la meilleure partie des détails qui précèdent sur le mouvement de la crémation à l'étranger, s'est plaint du peu de succès qu'a eu jusqu'ici, en France, la propagande qu'il y conduit à peu près seul aujourd'hui. »

Le livre de M. Cadet : *Hygiène. — Inhumation. — Crémation* (1re édit. 1877, 2e 1879), est un éloquent plaidoyer pour une réforme dont il attend la solution « du progrès de l'opinion publique, bien que le pouvoir semble la refuser pour le moment ». Parmi ses conclusions, nous signalerons les suivantes :

— L'hygiène publique réclame la suppression de l'inhumation qui, infectant l'air, répand de tous côtés autour de nous des germes d'empoisonnement.

— La crémation décompose les corps plus rapidement, en donnant les mêmes produits utiles sans présenter les mêmes inconvénients.

— La plupart des poisons sont retrouvés dans les cendres.

— Le grand intérêt de la salubrité publique demande, exige *l'obligation* de la crémation.

La thèse inaugurale de M. le docteur Marmier : *Utilité de la crémation des cadavres à la suite des grandes batailles et des épidémies* (1876), n'a pu être traitée avec toute l'ampleur que désirait l'auteur, par suite d'une certaine intolérance de la faculté de médecine de Paris, ce qui a fait dire à M. H. Kuborn : « Eh quoi ! voilà l'une des plus grandes questions dont l'hygiène publique puisse s'occuper, dont la solution s'impose aux méditations de tous les esprits ; un problème qui touche à la philosophie, à la morale, aux sentiments des familles, aux intérêts de la société, à la législation, à la médecine légale, tout autant qu'à la science proprement dite, et c'est là ce qu'on prétendrait arrêter ! »

L'intéressante brochure du docteur Gannal : *Inhumation et crémation* (1876), écrite à l'adresse du conseil municipal de Paris forme le prélude d'un grand ouvrage en voie de préparation.

L'article très remarquable : CRÉMATION, du *Dictionnaire encyclopédique des sciences médicales* (1879), porte la signature des docteurs A. Lacassagne et P. Dubouisson.

« Les hommes furent poussés à employer la crémation par deux raisons : le désir de se soustraire au danger que tout amoncellement de matières organiques entraine après lui, et le besoin de rapatrier les restes des morts. »

Après avoir reproduit avec impartialité les arguments des partisans de la crémation et reconnu la perfection de leurs appareils, les auteurs s'efforcent d'amoindrir les griefs articulés contre les cimetières. Leur opinion se résume en ces termes :

« Nous estimons cependant, avec le comte Frochot, qu'il y a lieu d'autoriser la crémation pour ceux qui la désirent. Toutefois, en l'autorisant, l'État devra exiger l'exécution de certaines mesures de police.

« Les pouvoirs publics ne peuvent songer à rendre la crémation obligatoire que dans les conditions mêmes qui l'ont fait naître, c'est-à-dire sur les champs de bataille, ou en temps d'épidémies graves. Sauf ces deux cas spéciaux, il n'y a pas lieu d'encourager l'adoption d'une mesure aussi perturbatrice de nos habitudes. L'inhumation favorise, entretient et développe le culte des morts, qui est une source puissante de moralité. « La tombe, a dit juste- » ment Vico, est une institution caractéristique de l'espèce hu- » maine. »

M. le docteur Talmy a présenté à l'Académie de médecine une note des plus instructives *sur la nécessité de la crémation ou de l'immersion des cadavres*, en cas d'épidémies de fièvre jaune. L'auteur préconise le premier procédé en s'appuyant sur les travaux récents de MM. Davaine, Koch, Joubert et Pasteur, relatifs à la persistance des germes infectieux.

Au conseil municipal de Paris revient, sans conteste, la plus large part dans la marche en avant des idées nouvelles.

Les rapports successifs de MM. Herold, Level, Cadet et Morin contiennent les détails les plus circonstanciés sur le passé, le présent et l'avenir de la question.

Dès 1874, M. Herold, dans un rapport présenté au conseil sur le projet de création d'un cimetière parisien à Méry-sur-Oise, disait :

« Ce n'est pas sans regrets que quelques membres de la commission ont dû renoncer à vous proposer l'examen du système de la *crémation*. Selon eux, la crémation n'aurait pas seulement l'avantage incontesté de simplifier la solution de la question matérielle au double point de vue de la salubrité et de l'espace; loin de nuire au culte des morts, elle en rendrait l'exercice plus facile et par conséquent plus général encore. L'objection tirée de ce que la crémation permettrait quelquefois de faire disparaître rapidement les traces d'un crime est sérieuse, mais encore n'a-t-elle qu'une faible valeur, quand on peut répondre que tous les décès sont soumis à une vérification attentive, qui peut être rendue plus rigoureuse encore, et que, dans les cas suspects, le permis de crémation devrait être refusé. »

En septembre 1877, M. Level demandait un concours pour la recherche du meilleur système d'incinération des corps, parce que « la crémation s'impose aujourd'hui comme une nécessité d'hygiène et d'économie sociale ».

D'après le savant rapporteur, le procédé devrait satisfaire aux conditions suivantes :

— Assurer la transformation des matières organiques sans production d'odeur, de fumée, ni de gaz délétères ;

— Garantir l'identité et la conservation totale et sans mélange des matières fixes ;

— Être expéditif et économique ;

— N'apporter aucun obstacle à la célébration des cérémonies religieuses de quelque culte que ce soit.

Les rapports de M. Morin portent les dates de juin 1879, juin 1880, juillet 1880. Dans le premier, voulant entrer d'emblée sur le terrain des faits acquis, le rapporteur propose l'établissement, au Père-Lachaise, d'un appareil pour la crémation des corps. « Quand une mesure est salutaire et commandée par l'intérêt général, une administration éclairée ne doit pas hésiter à l'adopter. »

Le deuxième rapport visant une pétition de M. Maret-Leriche, M. Morin, soutenu par la majorité du conseil, invite M. le préfet de la Seine « à mettre à exécution les délibérations antérieures pour ouvrir le concours énergiquement demandé par M. Cadet ».

C'est à ce moment qu'interviennent deux dépêches du ministre de la justice et du ministre de l'intérieur à M. le préfet de la Seine.

M. le garde des sceaux, pour s'opposer aux vœux du conseil municipal de Paris, invoque le décret de prairial an XII, sur les inhumations, et les articles 77 du Code civil et 358 du Code pénal. « Ces objections légales me paraissent mettre obstacle à l'autorisation même de simples essais. »

M. Constans, aussi affirmatif que son collègue, pense qu'une loi nouvelle est indispensable « pour modifier les dispositions des lois existantes, et permettre la mise en pratique de la crémation, même à titre d'essai ».

Dans le troisième rapport, M. Morin réfute avec beaucoup d'énergie les *impedimenta* ministériels, et, sur sa proposition :

« Le conseil municipal de Paris persiste dans ses délibérations antérieures et invite le gouvernement à présenter la loi qui autorise la crémation. »

Le conseil d'hygiène et de salubrité du département de la Seine, et les sociétés savantes de la capitale n'ont pas montré le même enthousiasme pour la prompte réalisation de la réforme.

Le rapport présenté à M. le préfet de police par la commission composée de MM. Baube, Bouchardat, Boussingault et Troost, reconnaît :

1° Que l'incinération des corps peut être obtenue sans production d'odeurs, de fumée ni de gaz délétères, en ayant recours à des foyers à gaz analogues à ceux que l'on emploie dans la métallurgie;

2° Que la crémation présente des avantages sur le mode d'inhumation dans les fosses communes, où un espace insuffisant est réservé à chaque corps ;

3° Mais la commission trouve dans la crémation de très sérieux inconvénients au point de vue de la médecine légale, et par suite, au point de vue de la sécurité publique.

Au congrès international d'hygiène de Paris (août 1878), la question a été longuement discutée en séance de section. M. le docteur Riant a combattu la crémation par des raisons de sentiment ; les docteurs Reclam, de Leipzig, Kuborn, de Bruxelles, de Pietra Santa, de Paris, l'ont défendue sur le terrain des faits acquis à la science ; M. le docteur Lacassagne a plaidé les circonstances atténuantes et temporisatrices.

La Société française d'hygiène a toujours hésité à prendre la tête du mouvement de propagande, malgré les instances de MM. E. Cacheux et Maret-Leriche.

Nous devons une mention plus spéciale à la discussion qui a eu lieu au sein de la Société de médecine légale de France, parce que cela nous donne l'occasion d'examiner l'une des plus sérieuses objections formulées contre la crémation.

M. le Dr Ladreit de Lacharrière s'est efforcé de prouver qu'elle n'est pas une nécessité de l'hygiène publique ; que son utilité ne peut être réelle qu'à la condition d'être généralisée ; qu'elle ne répond pas aux besoins des populations; qu'elle n'est le vœu que d'un petit nombre de personnes; « qu'au point de vue de la médecine légale, cette pratique a les plus graves inconvénients, et que notre société moderne, qui a le droit et le devoir de se défendre, doit proscrire cet usage. »

MM. Napias et Gallard ont réfuté avec force les propositions du rapporteur, qui ont été soutenues par M. le Dr Riant par ces singulières raisons : « Est-il besoin de faire tant de bruit pour quatre ou cinq incinérations de cadavres ? »

« Il y a quelques inventeurs de fours crématoires ; il y en a même plus jusqu'ici que de sujets qui consentent à être brûlés. Voilà la vérité ! »

Les écrivains qui ont combattu l'objection médico-légale : « la crémation enlève la possibilité des exhumations, c'est-à-dire des investigations que réclame la justice après la mort dans les cas de crimes », sont aujourd'hui très nombreux. Tous affirment que la société trouvera toujours des garanties suffisantes, avec un fonctionnement régulier de la vérification des décès, avec les pratiques préalables de l'autopsie et de l'analyse chimique dans les cas suspects.

Nous verrons plus tard comment ces services tutélaires fonctionnent à Gotha, à Zurich, à Milan. Bornons-nous ici à signaler quelques réflexions complémentaires. En présence du nombre si restreint des exhumations juridiques, le professeur Coletti se demande « si la santé de populations entières ne doit pas passer avant l'impunité qui pourrait résulter dans un cas exceptionnel pour un coupable ? »

Dans les cas d'empoisonnement par substances métalliques, le corps du délit se retrouverait au milieu des cendres.

En France, pendant 10 ans, sur les 617 cas d'empoisonnement soumis à la justice, 512 étaient dus : à l'arsenic (232), au phosphore (170), au sulfate de cuivre (77), et au vert-de-gris (33). Les cantharides, la nicotine, la digitaline, etc., figuraient comme causes d'empoisonnement dans les 105 cas restants. Mais, si la recherche de ces alcaloïdes est difficile après l'incinération, ne perdons pas de vue que les récentes investigations des professeurs Lussana, de Padoue, et Selmi, de Bologne (contrôlées en France par MM. Brouardel et Boutmy), sur l'existence des extraits cadavériques toxiques, et sur les ptomaïnes, sont de nature à faire planer des doutes très sérieux sur le bien-fondé des doctrines médico-légales régnantes.

Disons, en terminant ce paragraphe, que les procédés d'incinération, par une disposition spéciale des appareils usités, permettent de se mettre en garde contre les morts apparentes et les inhumations précipitées.

Des essais de formation de sociétés pour la propagation de la crémation ont été entrepris par MM. Morin, d'une part, et

Maret-Leriche, de l'autre ; malheureusement la libre-pensée et la politique ont joué dans ces tentatives un rôle qui doit être réservé seulement à la science hygiénique et économique.

C'est ici le cas de répéter les belles paroles prononcées à Milan sur l'urne d'Albert Keller par les promoteurs de la cérémonie.

« Nos armes de combat ont été le calme constant de la discussion, et l'apostolat toujours efficace de la persuasion. Comme divinité protectrice de cette importante réforme, nous avons invoqué la liberté, et c'est au nom de cette liberté que nous venons de remporter la victoire. »

Dans le même ordre d'idées, le *Journal d'hygiène* a ainsi formulé son programme :

« Progrès par la science, liberté par l'étude et la conviction. »

Expériences et appareils français.

Les expériences faites en France, et les appareils proposés sont encore peu nombreux bien que, nous l'avons dit plus haut, l'initiative française se soit nettement manifestée dès le commencement de ce siècle. Il en résulte que, même en France, les tentatives italiennes et allemandes sont plus connues que celles des citoyens français. Ajoutons, toutefois, que nulle expérience démonstrative sur le cadavre humain n'a encore été tentée dans notre pays : de là, la place purement théorique et scientifique, quant à présent, pratique demain peut-être, que nous occupons dans ce grand mouvement.

M. Cadet, conseiller municipal de la Ville de Paris, dont les efforts louables et l'obstination savante ont fait faire, nous nous plaisons à le reconnaître, un grand pas à la question, donne dans son petit traité « *De la Crémation* » la description de son four d'expérience. Nous reproduisons, ci-dessous, cet appareil extrait du livre même de M. Cadet. C'est un *fourneau à moufle*, analogue aux fourneaux de laboratoire, et composé de 4 parties : le cendrier, le foyer, le dôme ou réverbère et la cheminée. Deux ouvertures, pratiquées dans la porte de la cornue, permettent l'accès de l'air et l'oxydation continue des corps placés à l'intérieur. Contrairement donc aux appareils ordinaires de cette espèce qui sont, en général, des *appareils de réduction*, l'appareil de M. Cadet, et c'est là son très grand mérite, est principalement un appareil d'*oxydation*. Un tube latéral ramène sous la grille les gaz et les produits secondaires résultant de la distillation.

M. Cadet cite quatre expériences exécutées à l'aide de cet appareil et que nous résumons brièvement : 1° un lapin du poids de 2ᵏ 250, est incinéré en 35 minutes, et donne 70 grammes de

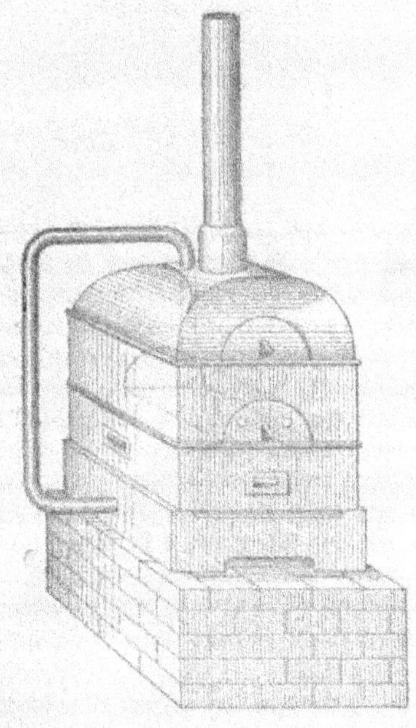

Fig. 1.

cendres ; 2° un lapin du poids de 2 kilogr. est incinéré en 30 minutes, résidu 70 grammes ; 3° un chien de 1ᵏ 900 est incinéré en 35 minutes, résidu 75 grammes ; 4° un chien de 2ᵏ 140 est incinéré en 40 minutes, résidu 90 grammes. Ces diverses opérations ont été effectuées sans odeur ni fumée. Le four de M. Cadet, combiné suivant des données rationnelles, conduit donc à des résultats satisfaisants.

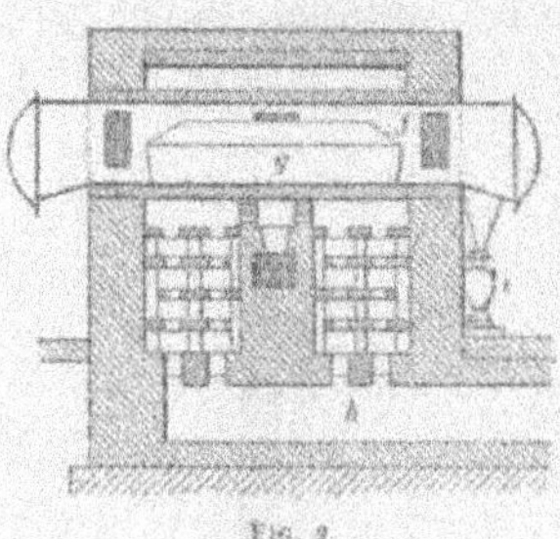

Fig. 2

Four Muller et Fichet. — **MM. Muller et Fichet** ont présenté à l'Exposition universelle de 1878 un four de crémation très intéressant, jugé digne de la seule médaille d'argent décernée dans le groupe par le jury des récompenses. Ces savants ingénieurs, dont l'expérience en matière de chauffage industriel est incontestable et incontestée, nous paraissent, dans les dispositions adoptées pour leur appareil, avoir en quelque sorte condensé en un seul corps les principes qui doivent servir de base à l'établissement des fours de crémation. Ils emmagasinent, avant l'opération, dans une masse de matériaux d'un poids suffisant, toute la quantité de chaleur nécessaire à l'évaporation de l'eau que renferme un cadavre. D'après les renseignements recueillis, on peut admettre, en effet, que le corps humain présente, en moyenne, la composition suivante :

	Eau......................	79 0/0
Moyenne	Matières susceptibles d'être transformées par la combustion en produits gazeux..........	18,3 »
	Matières minérales formant les cendres.................	2,7 »
		100,0 »

Pour qu'une crémation soit opérée dans de bonnes conditions de salubrité, il faut que toutes les matières organiques soient résolues en leurs substances élémentaires, ce qui revient à dire que la combustion des produits gazeux doit être complète. Cette condition sera remplie si les produits gazeux sont tenus à une température élevée, et pendant un temps

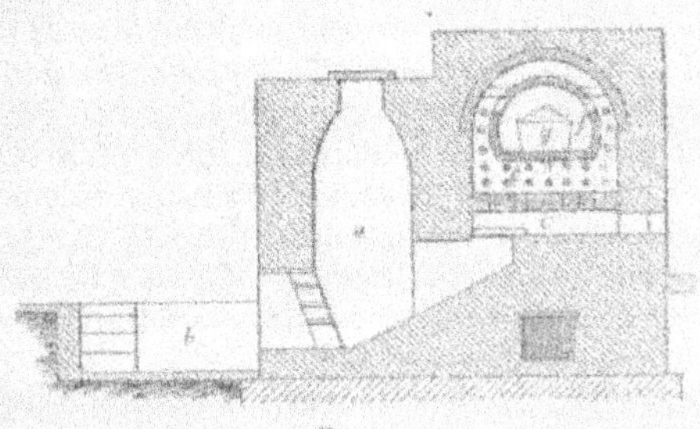

Fig. 2.

suffisamment long, en présence de l'oxygène en excès. Voici comment MM. Muller et Fichet ont résolu le problème : leur appareil se compose d'une cornue réfractaire, en forme de ⊐, dans laquelle on place le corps à incinérer ; ce corps peut, sans inconvénient, être renfermé dans une bière non métallique, car, les 2 % environ de matière minérale fixe que renferme le bois, n'ajoutent aux cendres du corps qu'un poids insignifiant et négligeable. Toute la partie inférieure du four est formée d'un empilage de briques réfractaires qui constituent un récupérateur de chaleur. Ce récupérateur, chauffé à blanc par les produits de la combustion du foyer qui se rendent à la cheminée, sert, en même temps, à porter à une très haute température, de l'air, qui, poussé dans l'atmosphère, va traverser la cornue et effectuer la crémation du corps.

Dans les premiers instants, il n'y a qu'une évaporation rapide de l'eau, mais cette évaporation, opérée par un courant d'oxygène chaud, garantit la combustion parfaite des produits organiques volatils que la vapeur d'eau peut entraîner.

Le courant d'air incandescent pénètre dans la cornue par ses deux extrémités, et s'échappe par des orifices percés dans sa partie supérieure et vers le milieu de sa longueur. Le fond de la cornue forme une table continue, au travers de laquelle rien ne peut passer.

2

Le mélange d'oxygène et de vapeur d'eau sortant de la cornue, à l'état divisé, par les orifices de sa partie médiane, rencontre à sa sortie des lames d'oxyde de carbone venant du foyer disposé spécialement pour la marche au gazogène. Une combustion active d'oxyde de carbone chaud avec de l'oxygène chaud, se produit donc autour de la cornue qui se trouve dans un milieu à très haute température.

Puis les produits de la combustion, après avoir chauffé la cornue, se rendent à la cheminée, circulant au travers des nombreuses chicanes du récupérateur. Celui-ci, en même temps qu'il fournit de la chaleur au courant d'air qui va traverser la cornue, se trouve maintenu par la flamme à haute température pendant tout le temps de l'opération.

Grâce à la chaleur initiale emmagasinée par le récupérateur, l'opération est rapide, bien que, dans les premiers moments, c'est-à-dire pendant la période d'évaporation, la dépense de chaleur soit relativement assez grande. La masse du récupérateur et sa conductibilité doivent donc être calculées avec grand soin pour que la température reste sensiblement uniforme, et qu'en aucun moment la *crémation* ne soit transformée en une distillation. On est assuré, de la sorte, d'éviter d'une façon absolue tout dégagement de fumée ou d'odeur.

MM. Muller et Fichet, par les conditions mêmes de leur four, conditions absolument rationnelles et scientifiques, ont ouvert aux inventeurs futurs d'appareils de crémation la vraie route à suivre pour arriver à un résultat satisfaisant; et nous ne croyons pas, en dépit des tentatives faites en France et ailleurs, qu'il soit possible de s'écarter beaucoup des principes énoncés ci-dessus pour atteindre ce but. Ces messieurs se sont refusés à faire breveter leur four, ne voulant introduire aucun élément secondaire dans une question fort humanitaire, à leur sens; leur seul but a été véritablement de marquer la bonne voie et d'y engager l'esprit public.

Nous donnons ci-dessus un croquis explicatif de cet appareil français d'origine et de combinaison, et nous ne croyons pas aller trop loin en prédisant au four Muller et Fichet, que le public scientifique pourra bientôt juger, un succès analogue, dans notre pays, à celui des *fours Siemens* dans les contrées voisines.

Four breveté de Lagénardière. — M. de Lagénardière a fait breveter en France un appareil très intéressant, se rapprochant par le principe d'un four italien que nous décrirons plus loin, le four *Terruzzi-Betti.* Sans avoir encore servi à des expériences de crémation, ce four, exécuté par M. Dumoulin, entrepreneur de fumisterie, privilégié du brevet, a déjà donné, dans des expériences métallurgiques, des résultats dignes d'être énumérés et chiffrés. Il se compose d'une cornue en fonte ou en terre réfractaire, longue de 2^m20, large de 0^m80, haute de 0^m60.

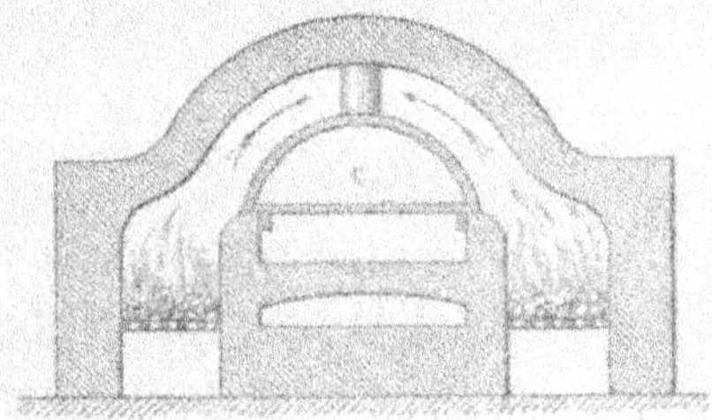

Fig. 4.

Le four est à deux foyers latéraux et à récupération des gaz chauds; il permet de maintenir la cornue à une température constante de 1 200 à 1 500° avec une consommation prouvée

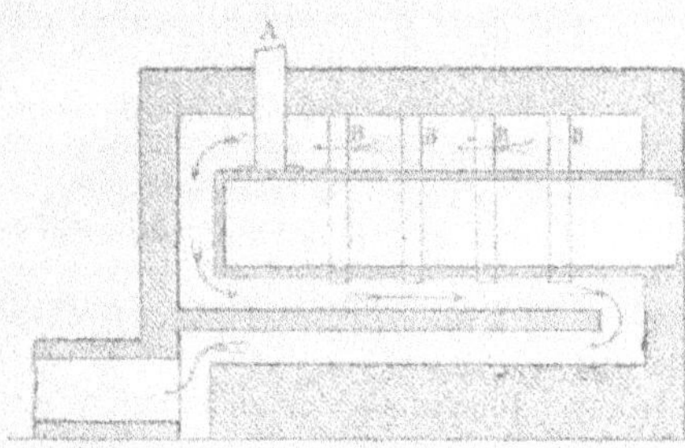

Fig. 5.

par expériences de 16 kilogr. de houille par heure. Le courant de flammes et de gaz en ignition s'exerçant de haut en bas, chauffe d'abord le dessus de la cornue : puis, chicané par des voûtes en briques transversales, il passe d'un bout à l'autre en échauffant les côtés. Il passe enfin en dessous de l'appareil, et, pénétrant à l'intérieur de la cornue par des orifices ménagés à cet effet, active et termine la carbonisation des corps.

Ce four *très simple* est certainement un des meilleurs qui aient été proposés pour une bonne *utilisation du calorique*.

M. de Lagénardière pour prévenir l'objection possible des cendres répandues dans une cornue et difficiles parfois à recueillir intégralement, propose de compléter son appareil par l'adjonction d'un *cercueil métallique*, en tôle, par exemple, facile à nettoyer à chaque opération.

Italie.

Il ne semble pas que les échos des discussions parisiennes au Conseil des Cinq-Cents et à l'Académie des sciences, sur les sépultures nationales et la crémation se soient répercutés à ce moment (1800), au delà des Alpes. Ce n'est qu'en 1851 et 1857 que le cri d'alarme contre les cimetières est jeté à Turin et à Padoue par deux savants éminents, le professeur Moleschott et le professeur Coletti [1].

Mais une fois le mouvement donné, il se précipite avec l'enthousiasme que donnent aux médecins italiens les souvenirs d'un passé illustre, et le désir d'arriver les premiers à la solution d'un grand problème d'hygiène publique.

La question de l'incinération des morts posée en 1869 au Congrès médical international de Florence par les professeurs Coletti et Castiglioni, au nom de la santé publique et de la civilisation, revient à l'ordre du jour des discussions du Congrès de Rome, en 1871.

A Florence comme à Rome, l'assemblée émet, à une immense majorité, le vœu :

« Que, par tous les moyens possibles, on tâche d'obtenir léga-

---

(1) « Aucun de nos devanciers du siècle passé, écrit le professeur Palasciano de Naples, ne se dissimula que les méthodes les plus hygiéniques de sépulture sont l'embaumement et la crémation; mais ils acceptèrent l'inhumation en dehors des villes, comme un système qui susciterait moins d'oppositions, et choquerait moins de préventions. »

lement, dans l'intérêt des lois de l'hygiène, que l'incinération des cadavres soit substituée au système actuel d'inhumation. »

L'Institut royal des sciences et lettres de Lombardie n'hésite pas à s'associer à la réforme hygiénique, en affectant l'un de ses prix, celui de la fondation Secco-Commeno, à la méthode de crémation la plus prompte, la plus économique, de nature à respecter et les us et coutumes civils, et les convenances sociales.

Accentuant avec plus d'énergie ses convictions, il adresse aux chambres du royaume la déclaration suivante :

« L'Institut Lombard, profondément convaincu que l'adoption des procédés de crémation marquerait une étape de progrès dans la voie de la civilisation, espère que le gouvernement fera tous ses efforts pour que l'Italie soit la première à l'adopter et à donner ainsi l'exemple aux autres nations civilisées. »

L'éclat du nom des promoteurs de la réforme, leur incontestable compétence, la position élevée qu'ils occupaient, et dans l'estime publique, et dans l'affectueux dévouement du corps médical tout entier, devaient nécessairement engendrer et soutenir un mouvement scientifique des plus significatifs.

Ce mouvement s'effectua, dès le principe, sur la double voie de l'examen théorique (discussions académiques, brochures, conférences), et de l'expérimentation pratique (recherches de Gorini, Polli, Brunetti, Terruzzi-Betti, Clericetti, etc.).

Nous allons signaler par ordre chronologique les étapes successives poursuivies dans la première ; d'amples détails, avec plans et dessins à l'appui, seront réservés à la seconde.

1873. Le Sénat italien, sur la proposition du professeur Maggiorani, et malgré les scrupules du ministre Lanza, insère dans le Code sanitaire du royaume (article 185, chap. I, titre IX) une disposition admettant *la faculté*, pour les familles, d'adopter les procédés de crémation après l'autorisation préalable du Conseil supérieur de santé.

1874 (avril). Dans une conférence publique présidée à Milan par le professeur Polli, où figuraient des représentants de toutes les classes de la société, la réunion invite la Chambre des députés, dans sa prochaine discussion sur le Code sanitaire (déjà approuvé par le Sénat), à confirmer la crémation facultative des cadavres, *sous la surveillance immédiate des syndics des communes.*

1874 (septembre). Modification du règlement pour l'exécution de la loi sur la santé publique, approuvé par décret royal.

Art. 67. Le préfet de la province, le Conseil provincial de santé entendu, pourra autoriser d'autres modes d'inhumation, de conservation ou de destruction des cadavres, y compris la crémation *dans des cas et pour des motifs exceptionnels*. Cette décision ministérielle établissait déjà un progrès sur la rédaction adoptée par le Sénat à propos de l'intervention du Conseil supérieur de santé de Rome; mais plus tard, en mars 1877, le baron Nicotera a simplifié la procédure par décret royal portant : « qu'à l'avenir l'autorisation préalable pourra être accordée par le préfet de la province, conformément aux dispositions testamentaires, et sur la demande expresse de la famille, après avoir pris l'avis conforme du Conseil sanitaire provincial. »

Voilà donc le côté légal de la question parfaitement établi.

1875. Création de la Société de crémation de Milan ayant pour but :

1° La diffusion et l'application du principe de l'incinération des morts.

2° La recherche des méthodes, en outre de la combustion, qui puissent opérer la réduction des corps humains dans leurs principes élémentaires, tout en laissant à ceux qui leur survivent des résidus inertes et d'une conservation facile.

Grâce à l'activité des membres promoteurs, et à leur parfaite entente avec la municipalité de Milan, les diverses questions de détails (prévues ou imprévues) ont toujours été résolues dans le sens le plus pratique et le plus libéral.

Le cimetière monumental de Milan possède à cette heure deux crématoires, et la liste des incinérations effectuées dans son enceinte s'achemine vers le chiffre cent (80).

1876 (22 janvier). C'est une date célèbre dans l'histoire de la crémation en Italie; c'est celle de l'incinération du corps d'Albert Keller, au moyen du procédé Polli-Clericetti, dans le temple d'ordre dorique construit, pour la circonstance, d'après les dispositions testamentaires du vaillant apôtre [1]. L'éclat

---

[1] Toutefois, des essais d'incinération avaient été faits à Milan sur des chiens par MM. Polli et Terruzi.

De véritables crémations avaient été opérées à Padoue en 1869 et 1870 par le procédé Brunetti.

que l'on a donné à la cérémonie, les garanties scientifiques dont se sont entourés les inventeurs pour faire constater les résultats obtenus, les discours qui ont été prononcés à cette occasion, tout concourt et concorde pour regarder cet événement comme la solution réellement pratique du problème à l'étude.

1876 (septembre). Au Congrès de Turin, la question de la crémation a été exposée dans ses moindres détails pratiques, au sein de la section d'hygiène et de médecine publique. Voici les termes de l'ordre du jour, voté à une très grande majorité.

« Le Congrès applaudit aux progrès réalisés pendant ces dernières années dans la voie de la réforme hygiénique et civile de la crémation des morts.

« Il rend un public hommage de gratitude aux professeurs Paolo Gorini, Giovanni Polli, et Celeste Clericetti, qui ont puissamment contribué, en Italie, à l'application pratique de ce principe [1].

« Il émet le vœu que la législation sanitaire du Royaume admette dans les articles du Code civil l'incinération facultative des cadavres, tout en confiant la surveillance des opérations qu'elle nécessite, aux Conseils de santé de la province et de la commune. »

1877. Nous avons donné plus haut les termes du décret royal du mois de mars, aplanissant tous les obstacles des formalités préliminaires.

1877 (mars). Fonctionnement de l'appareil Terruzzi-Betti.

1877 (septembre). Installation de l'appareil Gorini dans le crématoire de Lodi.

1879 (juin). Après avoir fait subir quelques modifications à son procédé, M. le professeur Gorini installe de nouveaux appareils dans le temple crématoire du cimetière de Milan (monument Keller).

1879 (juin). Premières incinérations obtenues par le système Poma-Venini qui fonctionne actuellement à Milan à côté du premier.

1879. L'Institut royal de la Lombardie [2] décerne le prix

---

[1] Tout en rendant hommage à l'ingéniosité de ces divers appareils, M. de Pietra Santa n'a pas hésité à déclarer que le procédé par chauffage régénérateur (Siemens de Dresde), méritait d'être placé en première ligne.

[2] Commission : MM. Cantoni, Corradi, Polli, Verga ; Pavesi, rapporteur.

Secco-Comneno au four crématoire de Siemens de Dresde, qui permet d'atteindre la température la plus élevée, et cela le plus promptement possible, dans un espace relativement restreint, tout en reconnaissant que l'appareil Gorini présente de bonnes conditions de simplicité, d'économie de construction, et de facilité de réparation.

1880. Incinération du corps du professeur Polli, par l'appareil Gorini. A ce savant chimiste revient sans contredit la plus large part dans la réalisation des idées crémationistes.

Les municipalités de Rome, d'Udine, de Padoue, de Crémone et de Varèse, se préparent à activer le fonctionnement régulier de l'incinération avec le concours des sociétés locales.

1880 (septembre). A l'occasion du troisième congrès international d'hygiène de Turin, un grand nombre de membres se sont transportés à Milan, pour assister à deux incinérations faites simultanément par les appareils Gorini et Poma-Venini.

Après l'opération, les promoteurs de la cérémonie ont largement fait ressortir le mérite de leur initiative et de leur intervention; et sans se rappeler qu'au congrès de Dresde, une commission internationale avait été désignée pour diriger dans toute l'Europe la propagande crémationiste, ils ont provoqué la nomination d'une nouvelle commission, de leur choix, à l'effet de porter la question devant le prochain congrès d'hygiène de Genève en 1882.

En terminant cette partie du chapitre relatif à l'Italie, nous transcrirons avec plaisir ces paroles éloquentes du docteur Pietro Ellero d'Udine.

« Nous avons pleine confiance dans des sentiments de conviction énergique, seuls aptes à persuader aux Italiens qu'il serait indigne de redouter les flammes qui ont enveloppé jadis les dépouilles mortelles de leurs héros. »

Description des appareils.

Les premiers essais de crémation faits en Italie sont fondés sur la combustion des corps au moyen du *gaz d'éclairage*. Ils sont dus au professeur Giovanni Polli. Nous donnerons une

idée du système employé, par le croquis ci-
dessous : c'est une sorte de récipient A,
cylindrique, au fond duquel vient reposer
le corps à incinérer. Un bec de gaz B, que
nous ne pouvons mieux comparer qu'au *bec
Bunsen* des laboratoires, dans lequel un mélange d'air et de gaz d'éclairage permet d'obtenir des températures très élevées, pénètre
en dessous de la cornue *H*, en terre réfractaire. La température du rouge blanc permet d'obtenir l'incinération complète du corps
placé dans la cornue. Cet appareil est resté
à l'état purement expérimental.

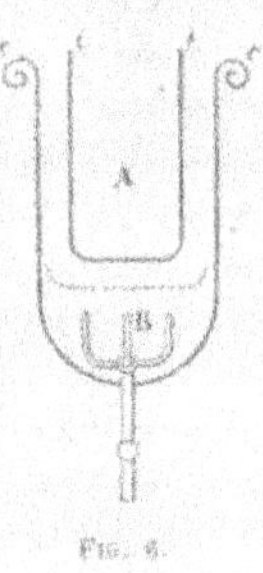

Fig. 6.

Appareils Gorini. — Le professeur Gorini, de Lodi, auteur des
« *I Vulcani sperimentali* », a fait des expériences décisives dont
nous donnons ici la description.

Sa première méthode se borne à des expériences de laboratoire du genre de celles du professeur Giovanni Polli ;
elle mérite néanmoins d'être citée à cause de son originalité, et surtout de sa priorité relative. Il faisait liquéfier
dans son laboratoire, à une température très élevée, une sorte de
lave placée dans deux creusets en argile. Le fourneau de liqué-
faction était en *briques réfractaires*, posées à sec. Le liquide
ayant atteint le degré d'ébullition nécessaire pour la désagré-
gation des tissus, même les plus résistants, une portion de cadavre humain était plongée dans le creuset.

Dès que le débris organique avait touché le liquide incandescent, il était enveloppé d'une flamme des plus vives, et au bout
de vingt minutes, complètement détruit. La lave employée
par le professeur Gorini, et dont il a conservé le secret, n'est,
croyons-nous, qu'un silicate alcalin fusible, très facile à reproduire. Nous ne pouvons mieux comparer son action qu'à celle
qui se produirait à la coulée d'un haut fourneau, si des matières organiques étaient plongées dans le courant de *scories
liquéfiées* que l'on fait écouler au fur et à mesure hors du
creuset. Nous avons vu le fait se produire sur une personne vivante, et l'action fut assez instantanée pour que le patient
ne s'aperçût de l'accident que par l'absence de la portion de
membre incinérée. La raison de cette rapidité d'action se trouve

dans le chiffre considérable représentant la chaleur spécifique et la chaleur latente de fusion de ces silicates; au point de vue crématoire, l'inégale densité des cendres cadavériques et du liquide en fusion au sein duquel elles se sont produites, permet de les séparer par une simple *filtration* opérée sur un filtre métallique. Elles peuvent donc être recueillies, et, avantage considérable au point de vue économique de la question, le liquide peut servir de nouveau à une autre incinération.

La deuxième série d'expériences du professeur Gorini, entièrement entrée dans le domaine de la pratique, a été faite au « *Nuovo Cimeterio* » de Milan. L'appareil consiste en un four en briques analogue aux *fours à réchauffer ou à puddler* de l'industrie métallurgique. Nous en donnons ci-contre les croquis ; la flamme arrive *latéralement* sur le cadavre placé sur une sorte

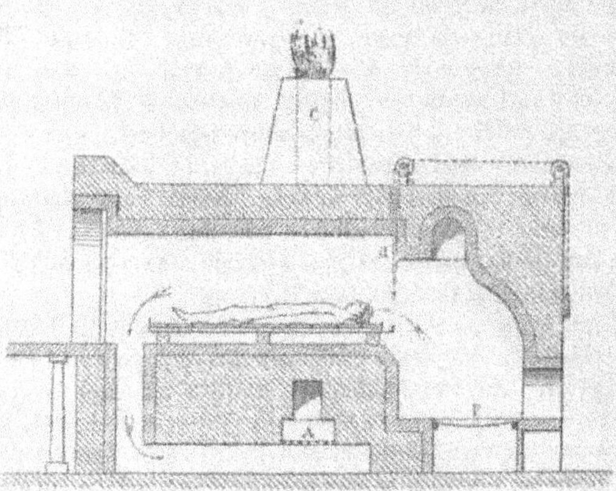

FIG. 7.

de grille au-dessus de la sole du four. Les gaz de la combustion sortent par le conduit A et se rendent dans la cheminée d'appel C. Le foyer F étant fermé hermétiquement par une porte lutée afin d'éviter les effluves malsaines des gaz de la combustion au dehors, de petits carneaux *a a* amènent à volonté de

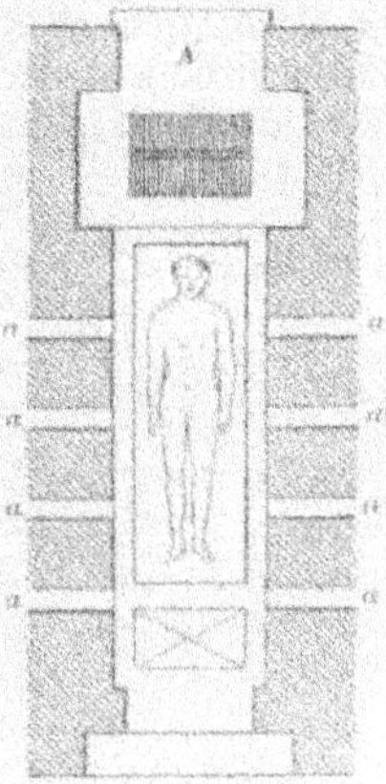

Fig. 8.

l'air sur la sole ; quelques-uns sont vitrés afin de permettre de suivre les progrès de l'incinération.

En 1878 seize crémations furent exécutées à l'aide de cet appareil; on lui reproche surtout de ne pas retenir suffisamment dans le lieu de combustion les cendres du cadavre, qui, entraînées par le tirage, si bien réglé qu'il soit, s'envolent en partie par la cheminée d'appel. De plus, cette cheminée laisse échapper des gaz qui, incomplètement brûlés, répandent aux environs une fort mauvaise odeur. Enfin, la durée de la combustion, constante d'ailleurs, est de deux heures environ. Nous verrons plus loin que ces différents inconvénients ont été évités avec succès dans d'autres appareils également sanctionnés par l'application.

Appareils Polli et Polli-Clericetti. — C'est au gazomètre de Milan que le professeur Polli a fait ses premières expériences pour prouver la possibilité de réduire en cendres le cadavre d'un animal au moyen du gaz d'éclairage.

Dans une cornue d'argile réfractaire de forme cylindrique, servant à la distillation du charbon de terre, il plaça le cadavre d'un chien barbet du poids de 10 kilogr.

L'appareil était chauffé par une couronne de flammes de gaz d'éclairage mêlé à une certaine quantité d'air pur afin d'activer la combustion. L'incinération dura plusieurs heures. Le résidu de la carbonisation ou calcination de toutes les parties solides du

cadavre était représenté par une masse de cendres de 850 grammes, soit 1/12 du poids total.

Nous extrayons les détails suivants sur le four *Polli-Clericetti* d'une note manuscrite des auteurs de l'appareil, MM. le commandeur Polli, et l'ingénieur Clericetti.

L'appareil crématoire en question comprend l'urne dans laquelle a lieu l'incinération, et l'officine pour la fabrication du gaz et la distribution de l'air. L'urne offre extérieurement la forme d'un sarcophage antique, construit avec des pierres calcaires: elle contient et dissimule le four ou chambre de combustion. Comme il est très important que les parois de l'urne puissent rester froides, le revêtement est entièrement isolé du four intérieur, et dans cet espace vide circule librement et avec abondance l'air qui entre par l'un des petits côtés de l'urne pour sortir à la partie supérieure par une ouverture opposée à la première. La chambre interne est formée par deux murs parallèles, écartés l'un de l'autre de 0ᵐ 60 : la température que l'on y obtient est très élevée (1100° C.). Cette température correspond au point de fusion du cuivre et de l'argent. Pour empêcher toute déperdition de calorique et pour mieux le conserver, la chambre est recouverte par une première voûte de matériaux réfractaires, puis par une seconde et une troisième concentrique à la première, au-dessus de laquelle existe un espace vide entre le haut de la voûte et l'enveloppe extérieure.

La chambre d'incinération est ouverte du côté qui correspond à la porte du four, et fermée de l'autre par des traverses en fer avec revêtement en briques : cette chambre contient : *l'appareil à feu*, la *plaque qui reçoit les cendres*, et la *grille*.

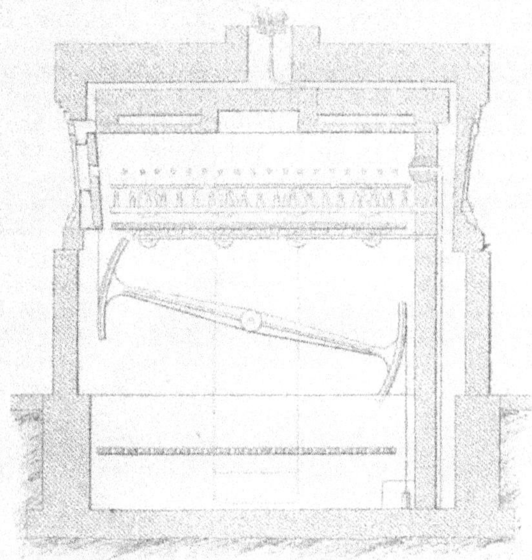

Fig. 10. — Coupe longitudinale.

La grille est constituée par un châssis de 1ᵐ 80 sur 0ᵐ 53 qui s'appuie sur des poulies fixées aux parois des deux murs parallèles, pour faciliter les mouvements d'entrée et de sortie dans le four. La plaque des cendres est destinée à recueillir les portions menues qui tombent de la grille pendant la combustion et aussi les parties liquides. Elle repose sur des poulies et est amovible au dehors avec la plus grande facilité.

L'appareil à feu comprend 217 flammes ou becs à air et gaz; le gaz et l'air se mélangent seulement au moment de leur arrivée dans le four, formant ainsi de véritables *dards de chalumeau.* De ces flammes, 180 sont disposés sur un plan horizontal au-dessous du cadavre, formant un vrai lit de flammes : elle sont réparties en 10 rangées longitudinales de 18 flammes chacune : les 37 flammes complémentaires du total sont disposées au-dessous de la grille, le long des parois de la voûte réfractaire, en 2 files de 18 flammes chacune: la dernière correspond à l'extrémité de l'appareil au-dessus de la tête.

Pour pouvoir constater la mort réelle, les 2 premiers rangs de flammes vers l'ouverture de l'appareil ont des conduites de gaz et d'air tout à fait indépendantes des autres, de manière à pouvoir être éteintes immédiatement en cas de résurrection. Au dire des inventeurs, en allumant ces petites flammes à robinet et en introduisant le corps par les pieds, il sera possible, au premier signe de vie, d'éteindre le feu et de retirer le corps.

La crémation d'un cadavre, dans le four Polli-Clericetti, comprend deux périodes distinctes ; dans la première on consume toutes les parties molles et, pour cela, il suffit de la quantité d'air qui est nécessaire pour allumer le feu et pour maintenir la combustion spontanée des gaz qui se dégagent du corps et se développent dans sa décomposition ignée ; dans la deuxième période qui comprend la calcination des résidus carbonisés, il faut injecter dans l'appareil un volume d'air considérable afin de parvenir à l'oxydation complète et parfaite.

Les produits de la combustion sont dispersés par des conduites disposées à cet effet, dans l'atmosphère, au moyen d'une cheminée fumivore établie en conséquence.

On constate l'achèvement complet de la combustion en suspendant un instant le feu; si, après avoir éteint le gaz, on n'aperçoit aucun résidu de combustion spontanée, on peut être certain que la calcination est complète et que l'opération est finie. Dans le cas contraire, on rallume immédiatement tous les becs. Des *regards vitrés* permettent d'ailleurs de suivre les progrès de la combustion à l'intérieur du four. Il résulte des expériences faites que ni fumée, ni mauvaise odeur ne sont sensibles pendant l'opération. La dépense pour chaque crémation a été jusqu'ici de 84 francs environ, pouvant se réduire à 20 francs seulement lorsque les incinérations seront plus fréquentes.

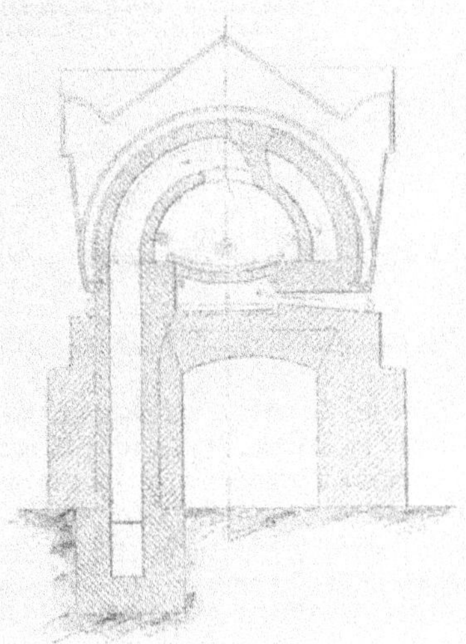

Fig. 11. — Coupe transversale.

Appareil Brunetti. — Le professeur Brunetti, de Padoue, en modifiant le dispositif, place le corps à incinérer dans une sorte de cornue formée par des plaques de tôle : le foyer étant chauffé au bois, et le tirage se trouvant activé par l'action d'un ventilateur, il se produit une *carbonisation en vase clos*, incomplète. Vers le milieu de l'opération, et c'est là le grand défaut du système, il est nécessaire d'ouvrir le four et de remuer la masse calcinée avec un ringard. La mauvaise odeur, le danger des effluves, le déplorable effet moral produit sur les assistants par une pareille opération laissent à cet appareil peu de chances de réussite.

La *paix du crématoire* doit rester aussi inviolable pendant toute la durée de la décomposition ignée, que la *paix du tombeau*.

Appareil Terruzzi-Betti. — Les professeurs Terruzzi et Betti ont, de leur côté, construit un four sur des principes dérivants du précédent. Une grande cornue horizontale en fonte reçoit

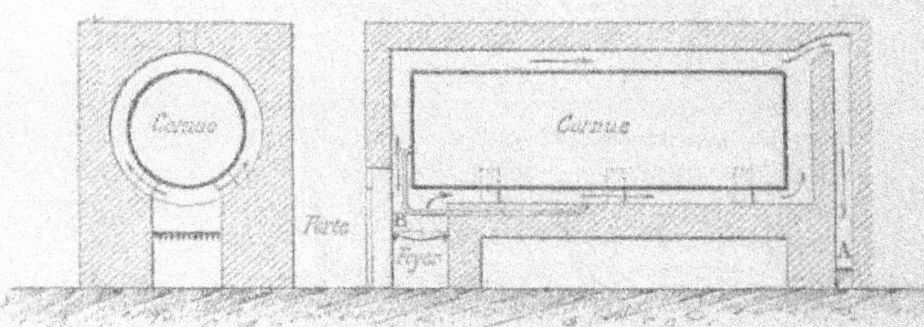

Fig. 12. — Four Terruzzi-Betti. — Coupe.

le cadavre. Le four, de section carrée, avec foyer à la partie inférieure, entoure la cornue ; les gaz de la combustion provenant directement du foyer sont conduits à la cheminée par le conduit A. Les gaz provenant de la décomposition ignée sont ramenés sur le foyer par le tuyau B, et complètement brûlés.

Ce four, au point de vue économique de l'avenir de la crémation, présente le grave inconvénient de mal utiliser la chaleur. Nous lui préférons de beaucoup le four français, analogue comme principe, de M. de Lagénardière, que nous avons décrit plus haut, et qui doit conduire à des résultats sensiblement plus pratiques.

Appareil Poma-Venini. — De tous les fours de crémation employés en Italie, l'appareil G. Poma et Venini est celui qui répond le mieux à la solution du problème au point de vue scientifique ; dans la pratique, la complication du mécanisme ne satisfait pas absolument au desideratum. Les conditions essentielles réalisées par cet appareil sont : la combustion des gaz de chauffage rendue plus active par de l'air surchauffé, l'utilisation des gaz provenant du cadavre lui-même, la destruction de la fumée dans la grande cheminée d'appel.

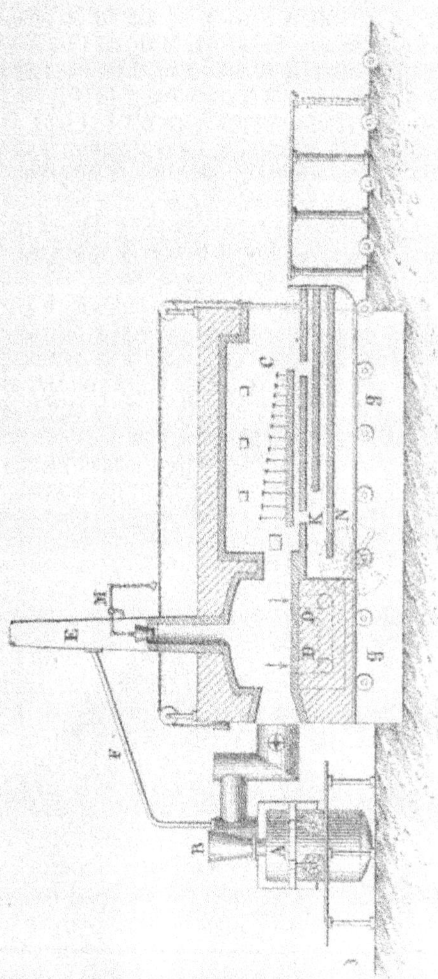

Fig. 45. — Appareil Puma-Venini (Coupe longitudinale).

— 34 —

Un gazogène au bois A fournit les gaz de la combustion.
Ces gaz vont, par une série de tuyaux, échauffer l'air appelé dans
l'espace K de l'appareil où se fait un appel constant de l'air extérieur. Les gaz provenant de la combustion du bois rencontrant
cet air surchauffé, s'enflamment à son contact et sont de là dirigés dans la chambre crématoire. La température ainsi obtenue
peut atteindre 1 500° centigrades, c'est-à-dire, la température de fusion des *fontes* les plus réfractaires. Les parties non utilisées s'é-
chappent par la cheminée E dans laquelle un registre conique M
règle le tirage. Un tuyau latéral F appelle le surplus des gaz
non détruits et les ramène au gazogène.

Ce four, par sa disposition, est un véritable four à *gazogène*
et *récupérateur de chaleur*; c'est en même temps un four
d'oxydation et, nous le dirons plus loin, il se trouve, par cela
même, dans la véritable voie des meilleurs procédés de crémation des corps. Disons néanmoins que les fours Muller et Fichet,
que nous avons décrits, et Siemens, que nous décrirons plus
loin, fournissent incontestablement un résultat analogue comme
principe, mais beaucoup plus simple dans l'application.

Allemagne.

Un devoir impérieux d'impartialité et de vérité nous conduit
à reconnaître qu'à l'Allemagne doit être accordée l'une des
premières places dans l'histoire de la crémation moderne.

Les travaux, les essais et les recherches des savants italiens
sont parvenus plus vite jusqu'à nous ; ils nous ont impressionné
davantage par la vivacité et le *brio* des allures de la publicité,
par le succès de la marche en avant des idées et des faits; mais
un examen sérieux des dates prouve à l'évidence :

1° Que de 1849 à 1870 les Allemands ont consacré d'importants ouvrages et publications à l'étude théorique de la question;

2° Qu'au point de vue pratique, ils ont opéré les premières
incinérations sous le contrôle scientifique et avec des appareils
qui demeurent encore aujourd'hui les plus perfectionnés;

3° Qu'au point de vue de la vulgarisation et de la propagande,
par l'organisation du congrès de Dresde, ils ont parfaitement
déterminé le champ d'action de la nouvelle réforme.

Les premiers essais pratiques ont été exécutés à Dresde au moyen du four Siemens primitif, sur un quartier de cheval du poids de 460 livres, et ensuite sur deux chiens pesant ensemble 99 livres; les résidus étant représentés par les chiffres 23 et 3.

Au cours de l'année 1874, avec le même four perfectionné[1], ont été opérées 3 incinérations de cadavres de femmes; la première à Breslau, la deuxième à Dresde.

Après l'installation du crématoire de Gotha en 1879, le premier corps incinéré a été celui de l'ingénieur Stier, l'un des enthousiastes des idées nouvelles.

Depuis, une vingtaine d'incinérations ont été opérées sur des sujets venant de Dresde, de Vienne, de Hanovre, de Breslau, de Bamberg, de Neustadt, de Leipzig, etc.[2]

Le gouvernement de Gotha, le seul qui ait autorisé jusqu'ici la réforme, a édicté un règlement fort sage pour l'exécution des mesures d'hygiène et de sécurité publique.

Il n'admet la crémation que sur le désir exprimé d'avance par le défunt, et après le consentement de sa famille.

En outre du certificat fourni par le médecin légiste pour la constatation du décès par causes naturelles, le règlement exige une enquête, ordonnée et conduite par l'autorité communale sur les circonstances de la mort.

Cette double garantie nous paraît de nature à satisfaire les exigences légitimes de la médecine légale.

L'imposante réunion qui a eu lieu à Dresde les 6 et 7 juin 1876, avait été organisée par les présidents de la Société de crémation *L'Urne* (Dr Kucheinmeister et V.-P. de Stockhausen).

La plupart des Sociétés de crémation d'Europe et d'Amérique y étaient représentées par leurs adeptes les plus fervents.

Dans un discours éloquent, précis, toujours imagé, le Dr Kinckel a fait un brillant exposé de la question à tous ses points de vue, philosophique, religieux, hygiénique et médico-légal.

---

[1] Comme il s'agissait de détruire par le feu une certaine masse de matière organique, M. Siemens, au lieu d'employer directement pour la combustion du cadavre le gaz fourni par son gazogène, l'utilisa indirectement en réchauffant l'air à une température suffisante pour obtenir la combustion spontanée du cadavre lui-même.

[2] Les frais s'élèvent à 70 ou 80 marks (environ 100 francs).

Les cendres sont recueillies dans des urnes qui ne mesurent pas plus de 0,80 centimètres en hauteur et 0,40 centimètres en largeur, urnes qui pourront être conservées pendant vingt ans dans un local spécial.

Deux jeunes architectes, MM. Pieper et Lilienthal, après avoir indiqué la série des voies et moyens proposés jusqu'à ce jour pour la réalisation pratique du problème, ont fourni des détails circonstanciés sur les plans et dessins du monument crématoire qu'ils proposent [1].

Le lendemain les membres du congrès ont assisté à l'incinération de plusieurs corps d'animaux, qui, placés dans l'appareil Siemens, ont été entièrement calcinés et pulvérisés dans l'espace d'une heure et demie.

Les résultats immédiats du congrès de Dresde ont été :

1° La démonstration pratique de l'incinération prompte et complète, en respectant tous les sentiments sacrés de la famille, en se conformant à toutes les exigences d'ordre civil ou religieux ;

2° La constitution d'un Comité international, chargé de fonder un organe spécial de publicité et de vulgarisation. Membres : MM. Kinckel (Suisse); Kucheinmeister et de Stockhausen (Allemagne); Hoogewerff (Hollande); Sir H. Thompson (Angleterre); Emile Muller (France) [2].

3° Création et installation à Gotha (par souscription des membres présents) d'un monument affecté à la crémation et muni des appareils Siemens de Dresde.

Four Siemens. — L'Allemagne, et, nous le verrons plus loin, l'Angleterre, doivent à MM. Siemens d'intéressants appareils de crémation. La constitution même du cadavre, la difficulté de décomposition des matières organiques qui le composent, nécessitent l'emploi des plus hautes températures. La question de crémation des corps est donc devenue, par son es-

---

(1) Nous donnerons plus loin les plan, coupe et élévation de ce monument.

(2) Nous n'avons jamais compris pourquoi la Société de crémation de Milan, alors en voie d'organisation ne s'était pas fait représenter au congrès. Nous n'avons pas compris davantage la nécessité de créer en septembre 1885, un Comité nouveau international de propagande. Les noms des premiers étaient assez illustres pour figurer à côté des nouveaux venus.

Il existe actuellement en Allemagne plusieurs Sociétés de crémation.

La Société centrale, la première en date et la plus importante, *Verein Urne*, est présidée par le Dr Kinckel, baron de Stockhausen, secrétaire.

Celle de Dresde a pour président le Dr Jannasch et pour vice-président le Dr Kucheinmeister.

Celle de Berlin est assez nombreuse; les membres paient 0 fr. 50 cent. par mois, afin de constituer le fonds qui permettra l'envoi des corps au crématoire de Gotha.

Les autres sont à Brême, Willen, Chemnitz.

sence même, un corollaire du problème métallurgique d'*affinage* ou de *puddlage* de la fonte de fer. C'est dans cet ordre d'idées que les fours de crémation Siemens ont été conçus.

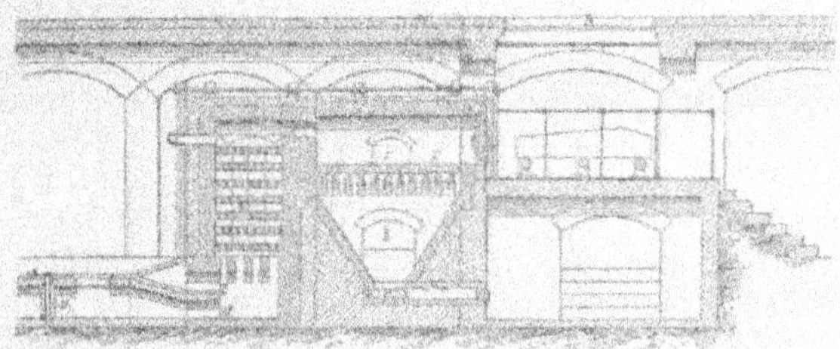

Fig. 14. — Four Siemens.

Celui dont nous donnons ici le croquis a reçu la consécration de la pratique au Crématoire de Gotha. Comme le four à puddler du même constructeur, il se compose essentiellement de trois parties :

1° Une sole d'incinération ;
2° Un régénérateur ;
3° Un gazogène.

Les gaz combustibles produits dans un gazogène, sorte de petit haut fourneau, sont conduits par un canal souterrain dans le *régénérateur* ou *récupérateur de chaleur*. Ce dernier appareil est formé par quatre chambres remplies de briques entrecroisées, laissant entre elles autant de vide que de plein, sauf à la partie supérieure, afin d'éviter un trop grand tirage dans le gazogène.

Au moyen de valves convenablement disposées, les gaz combustibles sont dirigés tantôt dans les deux chambres de droite, tantôt dans les deux chambres de gauche du récupérateur. L'un des groupes de chambres est ainsi alternativement chauffé par la combustion du gaz et de l'air mélangé amené, en proportion voulue, par deux valves spéciales placées à la partie inférieure du four. L'atmosphère résultant de cette combustion passe tout d'abord sur la sole où se trouve le cadavre et le brûle : de là, par l'autre côté du four elle redescend dans les chambres symétriques, et en échauffe les briques. Lors donc que la valve d'admission sera retournée, les gaz et l'air mélangés traversant le massif de briques porté à une haute température s'enflammeront, et le circuit se produira, en sens inverse, avec les mêmes effets.

L'air admis par les valves, en proportion définie et voulue pour le mélange, fournit l'oxygène nécessaire à la combustion des carbures volatils d'hydrogène produits dans le gazogène, c'est-à-dire *en vase clos*. Il en résulte que, par ce système, l'atmosphère peut être faite, à volonté, *oxydante* ou *réductrice*, et qu'il y a possibilité absolue d'arriver à une incinération complète *sans aucun résidu*, ni *aucune perte*, seul moyen de faire admettre la question par les masses populaires peu disposées à se rendre compte de cette rapide disparition d'un organisme, contradictoirement aux traditions et aux habitudes reçues.

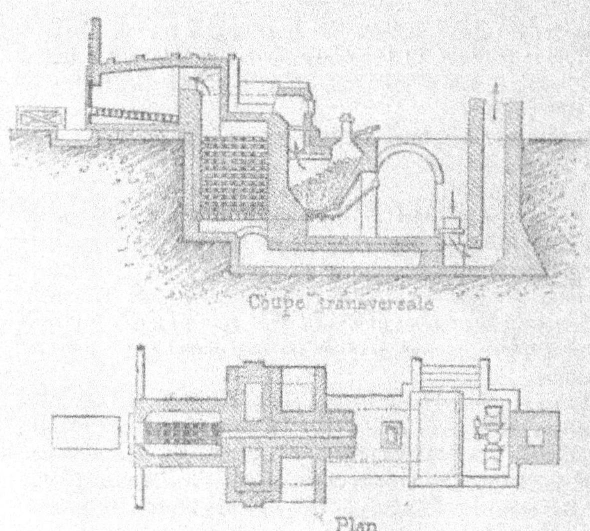

Fig. 15 et 16. — Four Siemens, brevet anglais.

L'utilisation dans le four Siemens est de 6000 calories sur les 8000 fournies par la combustion de la houille. La température atteinte peut aller jusqu'à 1300 ou 1500°, limite de résistance des matériaux réfractaires garnissant le four. Soumis à ces hauts degrés, un corps peut être entièrement incinéré, disent les auteurs, en l'espace de 30 minutes. Le docteur Thompson, par ce procédé, dit avoir incinéré à Londres, en 55 minutes une carcasse de cheval pesant 220 livres anglaises. Le résidu n'était que de 5 livres de cendres ; aucune perte apparente en gaz ou en fumée ne fut constatée. L'encrassement des chambres en briques visitées après l'opération était très sensiblement nul, grâce au soin apporté à régler la combustion par la manœuvre des valves. L'opération, suivie par un homme spécial, se passe, d'ailleurs, comme le montre notre croquis, dans un four souterrain analogue à un caveau, et sans que rien puisse blesser les yeux des assistants.

Ce four installé au Crématoire de Gotha permet deux incinérations successives sans réchauffement des chambres.

L'appareil du même système breveté en Angleterre est identique comme principe : il ne diffère du précédent que par les détails d'exécution, notamment par ce fait que le récupérateur et ses conduits étant en terre, le four de crémation lui-même est placé au-dessus du sol. Une grande cheminée placée à la suite, enlève l'excédent des gaz de la combustion. La température de sortie de ces gaz dépasse rarement 300° Fahrenheit constatés. En somme mêmes avantages que dans le brevet précédent.

Angleterre.

A son retour de l'Exposition universelle de Vienne, où il avait pu admirer les appareils crématoires du docteur Brunetti, le célèbre chirurgien sir Henry Thompson, dans deux articles de la *Revue contemporaine* de Londres, entreprit d'initier le public anglais aux idées qu'il venait de puiser sur le continent, en prenant en main la cause de la crémation.

Le moment était d'autant plus opportun que, dans ces dernières années, les questions relatives aux sépultures avaient été l'objet d'études sérieuses et d'enquêtes sévères, ayant même amené l'intervention directe du Parlement.

De graves inconvénients résultaient pour la santé publique :

1° De l'habitude invétérée chez les classes ouvrières de garder leurs morts à la maison pendant plusieurs jours ;

2° De la faculté de les enterrer dans les caveaux des églises ou dans les cimetières situés au centre même de la ville.

Grâce aux réformes importantes inaugurées par les derniers actes du Parlement, désormais les sépultures se feront *extra muros* et ce n'est « qu'accidentellement et provisoirement » que, dans quelques villes d'Angleterre, les familles possédant des caveaux particuliers pourront les utiliser [1].

En même temps qu'avec le concours des notabilités de l'aristocratie, de l'industrie, des finances et des arts libéraux, M. Thompson jetait, en janvier 1874, les bases d'une Société de crémation puissante, il entreprenait une série d'expériences pratiques en utilisant les fours à réverbération du système Siemens, de Londres.

Ses premiers essais ont porté sur des animaux (porcs) du poids de 50 à 150 livres ; après un séjour d'une heure environ dans l'appareil, les résidus de l'incinération n'étaient plus représentés que par une portion relativement minime de matière terreuse, blanchâtre et fragile.

Certain du succès, M Thompson, avec l'aide intelligent et convaincu de M. William Eassie, n'a perdu aucune occasion pour exciter la curiosité et l'entraînement de ses confrères.

Pendant que se succédaient les éditions de sa brochure, sur *The treatment of body after the death*, son zélé collaborateur publiait : les *Transactions* de la Société de crémation d'Angleterre, brochure des plus instructives, au point de vue de la bibliographie, des plans des appareils, de la description des procédés.

Voici le résumé de la brochure de sir Thompson.

Dans un style imagé, avec une grande profondeur d'idées philosophiques, il commence par déterminer ce que devient le corps humain après que le dernier souffle de vie abandonne sa dépouille terrestre.

Tout animal se résout en dernière analyse : d'une part, en acide carbonique, CO^2, en eau HO, et en ammoniaque AzH^3 ; de l'autre, en éléments minéraux, principes plus ou moins

---

(1) Parmi les hygiénistes qui, par leurs écrits et par leurs discours, ont le mieux élucidé ces intéressants problèmes, nous citerons MM. Georges Walker, *Gathering from Graveyards*, Edwin Chadwick, *Inquiry on the practice of interment in town*. John Simons (*Burials in London*), Michel Wylie, T. Baker, *Laws relating to Burials*. H. D. Letheby, *Intra mural burial*.

oxydés empruntés à la structure du globe, chaux, phosphore, fer, soufre, magnésie, etc.

Les produits du premier groupe s'échappent à l'état gazeux dans l'atmosphère ambiante ; ceux du second restent sur le lieu même où le corps a été déposé, jusqu'au moment où commence le *processus* de dissolution, ils se répandent alors dans les terres environnantes, et par l'effet des eaux de pluie, ils émigrent dans toutes les directions, en formant les éléments les plus utiles de la terre de végétation.

Ce travail s'opère nécessairement dans une longue période d'années ; toujours le même, il ne diffère que par le temps requis par le mode de sépulture mis en usage.

La population du Royaume-Uni est si compacte, qu'il est indispensable d'obtenir des terrains le maximum de production possible au moyen d'engrais incessants.

La quantité d'os importés en Angleterre, qui était en 1866 de 500,000 livres environ, est aujourd'hui de 800,000. Ce commerce représente un capital de plusieurs millions.

« La crémation détruit instantanément tous les principes infectieux que peut contenir le corps soumis à ses procédés ; elle prévient ainsi les manifestations de tout danger ou inconvénient pour les habitations voisines.

« Quand on pense que la plus petite portion corrompue et putréfiée d'un animal, le dernier dans l'échelle, peut attaquer et détruire par corruption infectieuse l'être le plus noble de la création ! »

Après avoir mis en parallèle les procédés lents et dangereux de l'inhumation, et les procédés rapides, complets, inoffensifs de la crémation, l'auteur ajoute :

« Tout ce qui précède nous autorise à regarder la crémation comme le *natural treatment* des corps humains après la mort, par opposition à l'ensevelissement que l'on emploie de nos jours, et qui n'est qu'un *artificial treatment*. »

La question portée devant les Sociétés savantes y a rencontré petit à petit une faveur plus marquée ; d'abord, au premier congrès du *Sanitary Institute of Great Britain* à Leamington (1877), puis à celui de Manchester (1879), où Sa Grandeur l'évêque n'a pas craint d'affirmer : « que les cimetières deviennent, non seulement une difficulté, une dépense, un inconvénient, mais encore un danger réel *(an actual danger).* »

Au congrès de l'Association médicale britannique, tenu en 1880 à Cambridge, les questions afférentes à la crémation ont été discutées avec soin dans la section d'hygiène et de médecine publique.

Le résultat de cette campagne scientifique a été la rédaction d'une adresse ou pétition au Secrétaire d'État Ministre de l'Intérieur, à l'effet d'autoriser le nouveau mode de sépulture.

Les médecins les plus autorisés du Royaume-Uni ont tenu à honneur de signer, les premiers, l'adresse.

C'est dans l'intervalle de ces deux congrès que la Société de crémation a mandé à Londres le professeur Paolo Gorini de Lodi, pour surveiller l'installation de ses appareils dans le *Crematorium* construit à Woking (Surrey).

Appareils employés en Angleterre. — L'étude de la crémation, bien que poursuivie avec persévérance en Angleterre par la « *Cremation Society of England* », n'a donné lieu à aucun appareil caractéristique. En dehors du four Siemens, breveté à Londres, et qui ne fonctionne pas encore dans le Royaume-Uni, nous n'avons à citer que le four Gorini, érigé dans le crématoire de Woking.

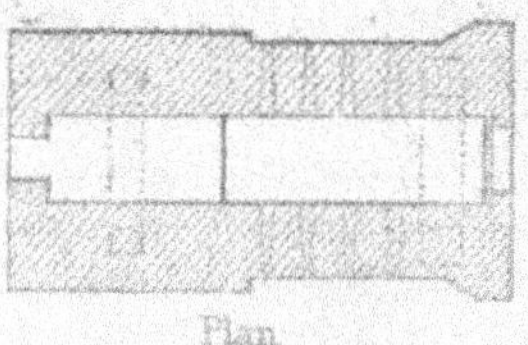

Fig. 17. — Four Gorini.

Ce crématoire, construit par l'ingénieur Ernest Turner, est
d'un aspect monumental : il rappelle, dans une certaine limite le
« Champ de repos » projeté, par le Conseil des Cinq-Cents, lors
de la Révolution française. Placé à proximité des bois, il répand
au loin, par une haute cheminée, sur la végétation qui en est
l'absorbant par excellence, les gaz échappés à la combustion.
Le four lui-même, construit par le professeur Gorini, avec les
modifications de l'ingénieur anglais W. Eassie, permet d'appliquer indistinctement la combustion par le bois ou par le
coke, et de recueillir les cendres du cadavre sans aucun mélange,
au moyen de registres appropriés. Nous en donnons ici le
dessin. Il comprend 3 parties principales : le récepteur du
cadavre, chambre à fond plat où s'opère l'incinération, le
fourneau et la cheminée. Avec cet appareil, une carcasse de
cheval de 160 livres fut incinérée en 2 heures, en laissant
six livres de cendres. Nous ne croyons pas utile d'insister sur
les avantages et les inconvénients de ce four anglais, puisqu'il
reproduit le four Gorini dans toutes ses parties essentielles.

Suisse.

Le voisinage de l'Allemagne et de l'Italie n'a pas été sans
influence sur le mouvement, en faveur de la crémation, qui s'est
effectué en Suisse à partir de l'année 1873.

Le mode le plus utile de propagande a été celui des meetings
populaires. Les meetings de Zurich, des 7 et 10 mars 1874,
comptaient plus de 2 000 personnes, et dans le nombre figuraient
en première ligne, des savants, des médecins et des pasteurs[1].

MM. Wegmann Ercolani, Goll, Lang, Weith et Kinckel se

---

[1] Le Dr Goll a défendu l'incinération au nom de l'hygiène. « Le système d'enterrement rend nécessaires dans le voisinage des villes, des cimetières qui occupent des
étendues considérables de terrain. Il compromet la santé des vivants sans permettre de respecter à jamais les morts, car à un moment donné, leurs ossements
sont déterrés et dispersés.

Le pasteur Lang a soutenu cette thèse « que la religion n'est pas intéressée dans
l'affaire et qu'elle n'a aucune nécessité de s'en mêler.

» Ensevelir les cadavres ou les brûler, cela ne change pas les cérémonies funèbres
religieuses.

» Les idées de résurrection restent aussi les mêmes : Par la volonté divine, la
cendre peut aussi bien se transformer en un nouveau corps que la poussière d'un
squelette dévoré par les vers. »

Pour le savant pasteur, l'urne est un symbole plus poétique que le tombeau ou
le mausolée.

Le professeur Weith, au nom de la chimie, après avoir examiné les deux systèmes sont multipliés par la parole et par les écrits et, grâce à leurs efforts, se sont créées de toutes parts des sociétés de crémation (Zurich, Aarau, Argovie, etc.), ayant pour but d'introduire et de vulgariser dans le pays les meilleurs procédés de crémation.

La Suisse paraît vouloir adopter de préférence le procédé Siemens, de Dresde.

Par décision du Conseil du gouvernement de Zurich, en date d'avril 1877, sur la proposition du médecin en chef de la Santé, une sage réglementation est venue déterminer les conditions dans lesquelles la Société de crémation du canton pourra procéder à l'incinération.

1° Désir formel du défunt (crémation facultative) ;

2° Autopsie pratiquée par le médecin légiste de la circonscription, et certificat attribuant la mort à des causes naturelles ;

3° Autorisation délivrée par le président de la police, après enquête préalable sur la vie de la personne.

Un règlement de police intérieure rédigé d'un commun accord entre le président de la police et le bureau de la Société de crémation, énumère les conditions hygiéniques, administratives et légales réclamées en pareille occurrence.

Dans le canton de Berne, de pressantes instances sont faites auprès du gouvernement cantonal pour suivre l'exemple du canton de Zurich.

Appareil suisse. Four Kopp. — Le four suisse du Dr Kopp n'est que la reproduction en grand de l'appareil de laboratoire appelé *moufle*. Il se compose d'un four analogue au four Terruzzi-Betti, dont nous avons parlé plus haut. La différence essentielle consiste en ce que la cornue, au lieu d'être cylindrique, est plate comme les cornues des fours à produire le gaz d'éclairage. De plus, cette cornue est en terre réfractaire au lieu d'être en fonte comme la cornue du four *Terruzzi-Betti*. Les gaz produits par la distillation sont enlevés au dehors par un tube qui peut, à volonté, les ramener sur le foyer ou les envoyer dans une cheminée qui les répandrait dans l'atmosphère. Une des extré-

---

de destruction qui se trouvent en présence (ensevelir ou brûler) n'a pas hésité, par des raisons toutes scientifiques, à se prononcer pour le second.

Le professeur Kischer s'est préoccupé plus particulièrement des questions d'esthétique qui militent en faveur de la crémation.

Quant au Dr Wegmann Recordan, il a fait avec chaleur et conviction une nouvelle exposition des arguments qu'il invoque dans ses brochures.

mités de la cornue est continuellement close ; l'autre, fermée par une sorte de *tampon*, permet l'introduction du cadavre. Un petit registre laisse à volonté pénétrer l'air nécessaire à la combustion avec flamme.

L'expérience de cet appareil a été faite à Breslau. Il est à classer, par son principe même, au nombre des fours crématoires par *distillation*.

Autriche.

En 1872, la population de Vienne avait été très fortement impressionnée par la vue de la collection des appareils de crémation du Dr Brunetti, qui figuraient dans les salles de l'Exposition universelle. Le côté artistique et le côté pratique du problème, si bien représentés dans la vitrine du savant Italien, avaient immédiatement suscité un mouvement de propagande qui s'était accentué par la création d'une société spéciale.

Le Conseil sanitaire de l'Empire et le Conseil de santé des armées, après une étude sérieuse et un examen approfondi du sujet, se sont prononcés en faveur de la crémation ; malheureusement, il a fallu compter avec les hautes influences, hostiles à la réforme, qui s'agitent à la Cour et dans les hautes sphères gouvernementales !

Dès le mois de février 1874, le Conseil communal de Vienne a adopté à l'unanimité la proposition suivante :

« A propos des constructions à élever dans le nouveau cimetière central de la ville, l'administration supérieure prendra les mesures nécessaires pour que, dans le plus bref délai, la crémation facultative puisse s'effectuer. »

D'autre part, pour répondre aux préoccupations de l'opinion publique, l'Académie impériale de médecine de Vienne a fait un pressant appel aux recherches et aux études des membres de ses sections de chimie et d'hygiène publique.

Les diverses sociétés de crémation qui se sont fondées dans le pays n'ont eu jusqu'ici qu'une existence éphémère et n'ont joué qu'un rôle très effacé.

Toutefois, les villes de Brünn, de Gratz et de Prague s'efforcent de tourner les difficultés qui ont surgi à Vienne, et la municipalité de Presbourg compte sur l'appui du gouvernement de la Hongrie, qui, plus indépendant et plus libéral, semble vouloir accepter la doctrine du « ce qui n'est pas défendu par la loi est permis ».

Belgique.

Comme toujours, lorsqu'un grand problème d'hygiène publique se pose dans le monde civilisé, la Belgique studieuse et convaincue y apporte son contingent de travaux et d'expériences.

En 1872, M. le D⟨r⟩ Hyac. Kuborn, dans une communication à l'Académie royale de médecine de Belgique, en parlant des dangers hautement reconnus qu'entraîne après elle la peste bovine, soutenait avec énergie cette thèse:

Morte la bête, mort n'est pas le venin !

(Les miasmes dégagés des sépultures ont maintes fois enfanté des maladies dont les ravages sont affreux ; à l'époque des chaleurs, des mouches, des œstrides s'abattent aux lieux d'enfouissement, et peuvent transporter au loin le virus de l'affection.)

Plus tard, M. Kuborn reprenait le même sujet devant l'Académie, à l'effet de prouver que l'enfouissement ne satisfait pas aux exigences de l'hygiène et que la combustion seule peut y répondre entièrement.

Au Congrès d'hygiène et de sauvetage de Bruxelles (1876), la discussion ayant établi « que l'enfouissement ne satisfait pas aux exigences de l'hygiène, et qu'il faut donner la préférence à l'incinération, » la section de médecine publique avait émis le vœu « que tous les États de l'Europe se montrent très rigoureux dans l'application des mesures prophylactiques contre les épizooties ».

La question de l'incinération étant ainsi restreinte aux animaux frappés de la peste bovine, l'éminent hygiéniste, avec le concours d'un ingénieur habile, M. Jacques, avait exposé dans les galeries du Parc-Royal, un appareil destiné à remplacer, dans les abattoirs, le système d'enfouissement par celui de la crémation.

A ce moment le rédacteur en chef du *Journal d'hygiène* posa aux inventeurs la question suivante :

« Serait-il possible d'appliquer ce système d'incinération animale, aux agglomérations de cadavres à la suite des grandes batailles et des grandes épidémies ? »

MM. Jacques et Kuborn se mirent à l'œuvre pour résoudre ces desiderata d'une manière satisfaisante et bientôt après, dans un mémoire très instructif avec plans et dessins à l'appui, ils arrivèrent à cette conclusion :

« En outre des avantages spéciaux de *mobilité, rapidité, simplicité de construction et d'économie bien entendue*, notre appareil jouit de tous les avantages généraux de la crémation appliquée aux cadavres humains. »

Dernièrement une société de crémation s'est formée à Bruxelles ; elle ne compte que 400 à 500 membres. Dans le comité directeur figurent les professeurs Berge et Charbonnier, le Dr Yseux, MM. Le Poutre et Van Caubergh.

Appareils belges. — Expériences. — Le savant professeur Melsens, de la Société royale des sciences médicales et naturelles de Bruxelles, a fait, dans le but de prouver la possibilité de la crémation, d'intéressantes expériences. Des corps d'animaux furent brûlés par lui dans un tube simulant une cornue et placé horizontalement dans un fourneau de laboratoire. Le tube, assez long pour dépasser le fourneau, comme dans les analyses organiques, allait déboucher dans un autre fourneau voisin, destiné à faire disparaître les gaz délétères produits et les mauvaises odeurs. Le but principal de cet appareil, difficile d'ailleurs à réaliser en grand dans la pratique, était de prouver la possibilité de la crémation *sans odeur ni fumée*. Il est évident qu'on ne pourrait éviter absolument ces deux inconvénients dans un four de grande dimension, construit d'après ces principes ; il se produirait forcément, à intervalles plus ou moins éloignés, un *reflux* de gaz et de miasmes très dangereux, à chaque chargement de combustible.

Un appareil plus intéressant au point de vue crématoire pratique a vu le jour en Belgique. Il est principalement destiné à l'assainissement des champs de bataille au moyen de *wagonsfours*, offrant le double avantage de faire disparaître les corps et de répandre les gaz qui en résultent dans l'atmosphère. Exposé en principe, en 1876, par MM. Kuborn et Jacques dans les galeries du Parc-Royal, cet appareil était destiné, comme nous l'avons dit plus haut, à combattre les épizooties, et à supprimer la propagation du typhus et des miasmes infectieux. Nous en donnons ici les dessins. Extérieurement, l'appareil offre exactement l'aspect d'un wagon de chemin de fer. Il peut néanmoins, au besoin, rouler sur les voies charretières, en changeant les roues, et être remorqué par des chevaux ou mulets.

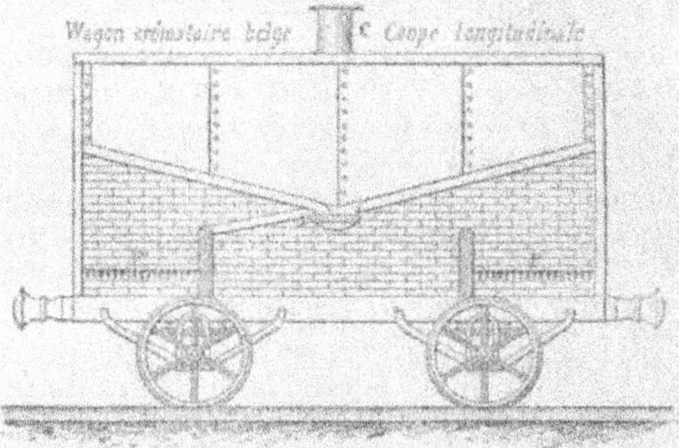

A l'intérieur, les cadavres au nombre de six, trois de chaque côté, sont placés sur des soles réfractaires inclinées dont le bord inférieur vient plonger dans un *barillet*, constituant ainsi, en même temps qu'un réceptacle pour les produits condensés, une *fermeture ou joint hydraulique* excellent. Sous les soles sont placés deux foyers conjugués qui les chauffent à feu nu. Une série de carneaux latéraux permet l'admission de l'air dans le but d'une combustion complète et parfaite. L'appareil, par sa disposition même, et grâce au fort tirage, conséquence de sa mobilité, permet l'emploi de toute espèce de combustible.

Les flammes du premier foyer F, après avoir chauffé la sole, viennent enflammer les gaz dégagés par les cadavres, puis les graisses liquéfiées qui s'écoulent du barillet par une sorte de siphon. Pendant ce temps, les gaz dégagés, et mélangés aux produits de la combustion des résidus, vont passer sur le second foyer F'. La combustion est ainsi complète. Finalement, les produits gazeux non utilisés se rendent par des carneaux latéraux dans la cheminée C qui les répand dans l'atmosphère. Les phénomènes chimiques qui s'y passent sont simples : production d'hydrocarbures condensables de la série des pétroles, répondant à la formule $C^{2n} H^{2n+2}$. Ceux-ci sont, par la combustion, transformés en $C^2O^4 + H^2O$; les autres produits gazeux sont A^2, SO^2 et une petite quantité de $A^2 H^2$. Les résidus solides sont principalement constitués par des phosphates et sulfates mélangés de carbone graphiteux, de chaux, potasse, soude et magnésie. De là leur éclatante blancheur. En résumé, nous trouvons dans ce système une incinération complète et une combustion parfaite des gaz et des miasmes. On conçoit que, dans les crémations sur les champs de bataille, il est plus intéressant de faire disparaître rapidement les corps que de s'attacher à en recueillir les cendres ; la question de mélange avec les cendres graphiteuses de la combustion est donc très secondaire. Quant aux gaz provenant des cadavres sains et dénués de miasmes morbides, ils n'offrent aucun danger, ou du moins peu de danger en dehors d'une mauvaise odeur éventuelle, pour les riverains de la voie ferrée suivie par le convoi funèbre. Il est bien entendu que par cette dernière observation nous nous plaçons sur le terrain de la *crémation humaine*, laissant absolument de côté le point de vue initial des épizooties.

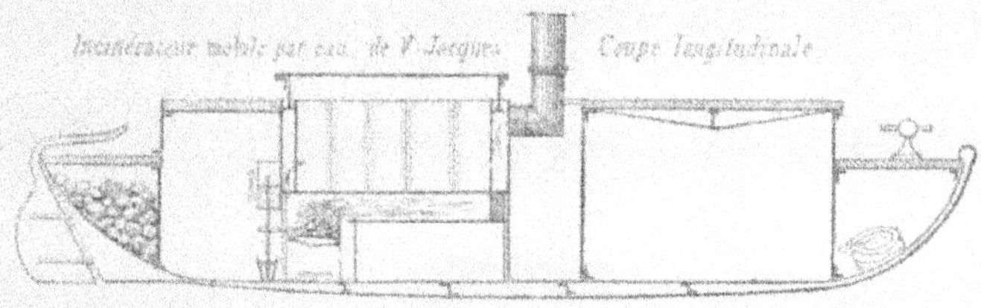

Fig. 19.

Un autre appareil de **MM.** Kuborn et Jacques mérite d'être signalé, tant pour l'originalité de sa conception que pour les applications spéciales dont il est susceptible : c'est *l'incinérateur mobile par eau*. Il se rapproche, comme principe et comme résultat, du wagon crématoire que nous venons de décrire. Le four d'incinération de cet appareil, dont le foyer peut être, à volonté, alimenté au coke, à la houille, au bois et même au pétrole, est placé à l'intérieur d'une grande gabarre en fer. Un tuyau en tôle analogue à celui des chaudières fixes ou locomobiles ordinaires, enlève et répand dans l'atmosphère l'excédent des gaz de la crémation. Les gaz produits dans la cornue par la distillation des corps sont d'ailleurs ramenés sur la grille au moyen d'un tube en T percé de trous ; la petite branche A du T

4

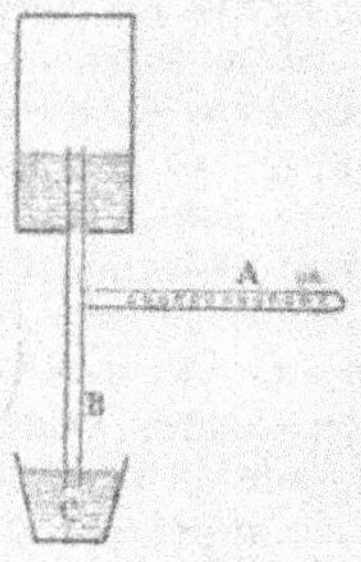

FIG. 23.

pénètre dans le fourneau, et déverse les gaz sur le combustible en ignition. La grande branche B plonge dans un récipient contenant de l'eau qui peut être acide, et qui, par conséquent, en cas d'excès de pression produit accidentellement dans le four, est susceptible d'absorber ce qui pourrait se dégager au dehors, et de le neutraliser. Cet appareil accessoire sert ainsi, à tous les points de vue, de régulateur au four d'incinération. *L'incinérateur mobile par eau* ne possède pas de mouvement propre : lentement remorqué en pleine mer ou en rivière, il y reste le temps nécessaire pour que l'incinération s'accomplisse. Il est donc à classer, par son principe même et ses fonctions, au nombre des *appareils crématoires* d'assainissement susceptibles de rendre des services aux régions fluviales et maritimes, en cas d'épidémie ou d'épizootie. Comme tous les appareils de cette espèce, il n'offre aucun dispositif spécial au point de vue du combustible, et n'a d'autre but que la dispersion à distance des cadavres et la rapidité de leur destruction.

Hollande.

Les conditions topographiques du pays et la nécessité d'utiliser tout le terrain disponible au milieu des nombreux cours d'eau et des canaux qui sillonnent les Pays-Bas, devaient stimuler, dès le début de la réforme, le zèle et les études des médecins hygiénistes.

Des sociétés de crémation (*The Vereening voor Lijkverbranding*) se sont fondées, en 1874, à Rotterdam, Leyde, Delft, Amsterdam et, par les soins de celle qui a son centre à La Haye et ses ramifications dans les provinces, des pétitions ont été adressées au Roi et aux deux Chambres pour obtenir la modification du texte de loi qui dit : « Le corps sera enseveli dans une bière. »

M. Hoogewerf, qui a représenté la Hollande au Congrès de Dresde, n'a cessé de faire les plus louables efforts pour « le triomphe de la bonne cause. »

Le Conseil général de l'Association crématoniste est présidé par les professeurs Tiel de Leyde, et Oudemans de l'Université d'Amsterdam.

A la dernière réunion générale de Rotterdam il a été constaté que la Société, qui compte à cette heure 1300 membres, possède un capital de 10000 flor. (La cotisation annuelle est de 2 1/2 fl.)

Un journal spécial, des guides ou épitomés, des publications populaires signées du nom du célèbre écrivain Van Aart Admiraal, sont destinés à maintenir une propagande incessante.

Espagne.

Dans la presqu'île Ibérique, pour ce qui concerne la question de la crémation, nous n'avons à enregistrer que des tentatives littéraires, et des aspirations théoriques.

La discussion la plus importante sur le sujet qui nous occupe, a eu lieu en 1876 au sein de l'Académie médico-pharmaceutique de Catalogne, que l'on retrouve toujours à l'avant-garde des idées de progrès.

Le programme était ainsi formulé :

La cremacion de los cadaveres es preferible al enterramiento?

Parmi les membres qui ont prononcé les discours les plus remarquables, nous devons citer MM. Joaquin Coll Astrell, Sune y Burcet, Federigo Prats Grau, Ignacio Puiggari Sola, Stanislao Andreu Serra, S. Badia.

Les docteurs Coll Astrell, Buxo et Andreu Serra, ont publié à Barcelone, en février 1877, des brochures, résumés de leurs opinions, à l'effet d'organiser une *Sociedad propagadora de la Incineracion de los cadaveres.*

A la même époque, le Dr Huelbes Temprado faisait dans le *Globo* un appel chaleureux aux médecins, avocats, ingénieurs et hygiénistes de Madrid, à l'effet d'y provoquer une seconde société de propagande crématoniste.

Parmi les thèses publiées dans les diverses universités du Royaume nous signalerons comme étant les plus instructives les trois suivantes :

1876. Dr Enrique Salcedo y Ginestal, de Valence « *Discurso sobre la cremacion cadaverica.* »

1876. Dr G. de San Roman, de Madrid, « *La cremacion y su utilidad.* »

1878. Dr Juan Creus, de Madrid, « *Inhumacion y cremacion.* »

États-Unis.

Dans l'Amérique du Nord l'initiative pour la propagande de la crémation a été prise par la population allemande, très au courant de tout ce qui, à ce moment, se disait et se faisait dans la mère patrie.

Parmi les plus chauds partisans de la doctrine de l'incinération nous voyons surgir dès les premiers jours le Dr Lemoyne, qui attaque la question au point de vue théorique par la publication d'importants écrits, et au point de vue pratique par la construction d'un crématoire spécial, situé au milieu des bois, à Gallows-Hill, dans les environs de Washington.

Plusieurs personnages ont été incinérés par le procédé du Dr Lemoyne.

1876. Le baron de Palm, préalablement embaumé, en attendant la construction du four crématoire.

1877. Dr Frederic Winslow de Salt-City (Mormons).

(Poids du corps 120 livres ; — résidu des cendres 4 livres 1/2. Durée de l'opération 2 heures.)

Février 1878. M. Pitmann, de Cincinnati.

16 octobre 1879. Le Dr Lemoyne, d'après ses dispositions testamentaires.

Dès 1875, le bureau de santé de Massachusets avait procédé à une enquête parmi les médecins et les hygiénistes de son ressort, pour connaître leurs opinions respectives.

Un rapport remarquable de M. Adams nous apprend que les chiffres se sont ainsi répartis :

Pour les procédés de crémation.	61
Contre	21
Pour l'embaumement	3
Pour la désagrégation chimique.	1

Actuellement plusieurs sociétés de crémation (7) se sont fondées dans l'Union ; les municipalités de Brooklyn et de Chicago ont voté les fonds pour la construction de petits temples crématoires sur le modèle de celui du Dr Lemoyne. Nous espérons que l'on adoptera des appareils d'incinération plus parfaits, car c'est surtout à l'installation défectueuse et peu scientifique du susdit crématoire, que l'on doit le peu de vulgarisation de la réforme [1].

Appareil Lemoyne à Washington. — Les appareils de crémation américains sont peu connus et peu nombreux d'ailleurs; il semble que dans cette question de progrès, si intéressante pour l'ancien continent, le Nouveau-Monde ait montré quelque peu d'indifférence. Cela s'explique facilement d'ailleurs, et il n'y a pas lieu de s'en étonner. Les agglomérations humaines en Amérique sont trop récentes, la centralisation y est trop nouvelle, pour que le danger de l'agglomération des cadavres se soit fait encore sentir. Les nécropoles immenses et redoutables, les charniers des Innocents et le cimetière du Père-Lachaise, sont l'œuvre des siècles. Heureuses, à ce point de vue, sont les nations qui n'ont point de passé, et l'Amérique en est le type. L'Américain, avec le grand sens pratique qui le caractérise, répond rapidement à ses besoins dans une très large limite, mais ne les devance guère. Lorsque ses grandes villes, comme les nôtres, se verront menacées par l'épidémie et la contagion, conséquences fatales de l'inhumation; lorsque des flots d'habitations auront débordé sur les alentours de ses cimetières, nous le verrons se mettre à l'œuvre et il y aura beau jeu pour les inventeurs de fours de crémation. Jusque-là, il ne faut guère compter pour la crémation américaine que sur la mode et sur sa conséquence : la tradition.

Quoi qu'il en soit, Washington possède déjà un crématoire et un four de *crémation*, dus à l'initiative du docteur Lemoyne. Le crématoire ne comprend que deux chambres : l'une de réception, avec catafalque mobile et sièges pour les assistants; l'autre contenant le four d'incinération. Ce dernier a pour dimensions 12 pieds de longueur, 8 de hauteur et 6 de largeur : il est entièrement construit en briques réfractaires. Dans l'axe se trouve la cornue, en fonte, lutée avec de l'argile, de 7 pieds de longueur, 20 pouces de hauteur et 20 de largeur ; à la par-

[1] Une nouvelle société vient de se fonder à New-York (avril 1881) au capital de 50,000 dollars, à l'effet d'offrir au public les *facilités pratiques* de la crémation (MM. Coble, Palze, Cockey et Dreher).

tie supérieure de la cornue est ménagée une petite ouverture qui laisse échapper les gaz. Ceux-ci, par un conduit ou tuyau qui les reçoit, sont portés directement à l'extérieur. La cornue est fermée à une extrémité par une porte de marbre noir roulant sur gonds en fer. Le fourneau est placé directement au-dessous de la cornue; il est alimenté au coke.

Les résultats obtenus jusqu'à présent sont les suivants : 24 heures sont nécessaires pour chauffer la chambre et porter la cornue au rouge blanc : le cadavre y séjourne au moins 6 heures, et les cendres ne sont retirées qu'après un refroidissement de 24 heures. L'incinération est d'ailleurs gratuite.

Après ce que nous avons dit des fours proposés et employés en Europe, il est presque superflu d'ajouter que cet appareil est peu pratique. Les questions de mauvaise odeur, de rapidité, et d'économie, y sont absolument éludées. En dehors du principe hygiénique, il n'y a donc rien à signaler aux partisans de la crémation.

Un autre four de crémation, construit sur des données analogues, existe à Philadelphie. Il a été construit sur l'initiative du docteur Opdytse qui y a accompli l'incinération du corps de son fils.

Amérique du Sud.

La littérature médicale des contrées de race latine de l'Amérique n'offre que quelques fragments épars de thèses ou d'articles sur l'incinération des cadavres, dans les journaux de Rio-de-Janeiro, de Buenos-Ayres, de Mexico, de Valparaiso.

Le peuple mexicain, aux jours de sa grande civilisation et au moment de la conquête espagnole, parait avoir été le seul qui, dans les vastes contrées du Nouveau Monde, ait introduit dans ses mœurs l'usage de la crémation. Dans les temps modernes il n'a plus été question que de l'inhumation.

Le gouvernement du Brésil, dans la pensée de pouvoir amoindrir le taux de la mortalité qui, au temps des épidémies fréquentes de fièvre jaune, frappe les quartiers anciens de Rio-de-Janeiro, avait pris la résolution d'ériger un crématoire dans le cimetière de saint François-Xavier, à quelque distance de la ville.

Il serait très désirable que S. M. Don Pedro II, toujours le premier sur le champ de bataille pacifique du progrès et de la civilisation, dotât son empire de cette importante réforme.

Indoustan.

Si ce sont surtout les guerres et les épidémies meurtrières qui ont conduit les hommes à l'usage de la crémation, il est facile de se rendre compte de la faveur qu'a rencontrée l'incinération dans ces parages pestilentiels de la vallée du Gange et de toute la contrée qui s'étend entre l'Himalaya et Bombay.

Une fois établie spontanément et sous l'influence de causes locales, la crémation s'est propagée de proche en proche dans les contrées voisines, pour franchir plus tard les limites de l'Asie.

Les Indous brûlent leurs morts couchés tout au long sur le bûcher [1]. Empruntons à ce sujet quelques détails à *l'Univers pittoresque*.

« Le bûcher d'une personne ordinaire a 4 ou 5 pieds de haut : il est de bois de santal pour les riches, de fiente de vache pour les pauvres; on le décore de fleurs ; on jette dans les flammes du beurre clarifié et des huiles parfumées.

« Quand les cérémonies et les oblations préliminaires de fruits, de riz, de bétel, sont achevées, un parent du défunt met le feu au bûcher, puis avec les autres parents il va se purifier dans un cours d'eau voisin, et s'assied sur le bord jusqu'à ce que le feu s'éteigne. »

M. le Dr Edw. Nicholson, de l'armée anglaise des Indes, nous a transmis une note très intéressante sur le *disposal* des morts dans l'Inde.

Il classe en 4 catégories les coutumes indiennes de sépulture.

Celle des peuples fétichistes, où prédomine le respect pour les restes inanimés (enterrement auprès du foyer des ancêtres).

---

[1] Avant de porter le corps au bûcher, on s'assure, par certaines pratiques plus ou moins bien imaginées, que l'individu est réellement mort.

Celle des peuples Hindous polythéistes, avec leur croyance aux transmigrations. (Le cadavre est livré à la terre, à l'eau, ou au feu, selon les castes.)

Celle des polythéistes Zoroastriens où le corps est abandonné à l'air et aux oiseaux de proie.

Celle des monothéistes Musulmans, où renaît le respect de la tombe, avec le cimetière consacré autour de la mosquée.

A Madras il se pratique actuellement beaucoup d'incinérations dans la classe pauvre. Le combustible employé est la *brattie*, tourteau de fiente de vache desséché au soleil. Le corps est apporté sur un palanquin à l'entrée du crématoire quelques heures après le décès.

Le cadavre est placé tout simplement sur un lit de tourteaux et recouvert d'une quantité suffisante du même combustible. Le feu est très lent et ne produit pas de flammes. Les gaz du cadavre subissent une combustion assez complète et les résidus organiques se mélangent intimement avec une grande quantité de cendres siliceuses.

En Birmanie l'inhumation constitue la règle générale, mais les dignitaires de l'église bouddhiste, bonzes en renom, reçoivent d'autres honneurs. Le saint est déposé dans un cercueil, analogue à une pirogue creusée dans un tronc de *tek* de forte dimension. Le cercueil est rempli de miel et le corps reste ainsi *en confiture* pendant une année. Au bout de ce temps, on retire le saint de ce milieu conservateur et on le dépose sur un beau bûcher de bois, enduit au dehors de pétrole, pour procéder à l'incinération.

La coutume Hindoue de jeter les morts à la rivière ne se pratique que sur le Gange, fleuve sacré qui sort de la tête de *Siva*. Les crocodiles du Gange se chargent aisément de l'œuvre complète de destruction.

Les Zoroastriens *Parsis* (descendants des Perses) achètent aux alentours de chaque village un terrain sur lequel ils érigent une *Tour de silence*, construction simple, dont la plate-forme est à l'abri des regards des curieux, soit par sa hauteur, soit par le fait d'une ceinture d'arbres touffus et très élevés. La procession funéraire s'arrête devant la porte de la tour, les porteurs y pénètrent et montent le cadavre jusqu'à la plate-forme où ils le déposent. En descendant ils referment la porte sur eux et la procession s'éloigne. En quelques heures toutes les parties molles du corps sont dévorées par les vautours et les milans, et lorsque les porteurs reviennent dans la tour au bout de quelques jours, ils peuvent aisément jeter les os par le grillage en fer qui forme la partie inférieure de la plate-forme.

Le fond de la tour est ainsi transformé en ossuaire.

Cette pratique singulière de très haute antiquité est prescrite par le *Vendidâd*, le seul livre sacré qu'il reste du *Zend-Avesta*. Elle se fonde sur la croyance de l'impureté du cadavre devenu la demeure du démon. Dans ces conditions il ne doit souiller ni la terre, ni l'eau, ni le feu, éléments sacrés.

Japon.

La crémation, longtemps en honneur chez les Bouddhistes, avait été, il y a cinq ans, un moment interdite par déférence pour les coutumes européennes ; mais cette prohibition ne put résister contre les usages du peuple ; trois ans après elle était rétablie et depuis lors on brûle environ 9 000 cadavres par an.

Dans un récent ouvrage, miss Bird nous donne une description précise et pittoresque du grand crématoire de Kirigaya.

L'édifice, construit à proximité des bois au milieu d'une végétation luxuriante de plantes aux mille couleurs, présente l'aspect d'une ferme, surmontée d'une haute cheminée.

Il comprend 2 chambres, l'une garnie de petites colonnes où sont placées les urnes ; l'autre où s'opère l'incinération sur une trentaine de corps à la fois ; quelques fagots suffisent pour réduire en cendres une créature humaine dans l'espace de temps compris entre 8 heures du soir et 6 heures du matin.

Classification générale des fours de crémation.

Les fours de crémation usités jusqu'à ce jour, peuvent se subdiviser en deux grandes catégories principales : 1° les fours à cornue ; 2° les fours à gaz. Les premiers sont principalement des *fours de distillation* des corps ; les seconds des *fours de combustion*. A ces derniers, dans l'état actuel de la question du moins, est réservé le champ d'opérations le plus vaste. C'est en effet aller trop loin, selon nous, que de poursuivre l'idée de crémation jusque dans *l'utilisation* des produits de la décomposition cadavérique ignée. Quel que soit le système employé, *inhumation* ou *crémation*, le résultat est bien le même. En vertu de la loi générale d'évolution et d'équilibre vital, tout ce qui est matière organisée est appelé, forcément, à des désorganisations et à des réorganisations successives, suivant une loi alternativement centrifuge et centripète, au point de vue purement mécanique. « *Nascentes morimur finisque ab origine pendet,* » la course vitale de l'être est véritablement une somme de morts partielles et de naissances partielles. Four ou cimetière, méthode rapide ou méthode lente, civilisation ou mœurs primitives, donneront le même résultat final. Mais, là surtout, les sentiments humains occupent une large place, et le mystère de la décomposition, percé à jour par la science, a droit à l'ombre et au secret. Laissons la poussière retourner à la poussière, mais sans porter sur elle au passage une main industrielle qui pourrait sembler sacrilège. Qu'on n'aille point arguer des soi-disant *richesses* qui pourraient résulter, pour l'économie sociale, de la transformation des corps en produits fertilisants, et de la facilité d'obtenir des sulfates d'ammoniaque précieux et abondants en distillant les générations humaines. L'atmosphère recueillant à la sortie de la cheminée du four les gaz de l'incinération, nous rendra immédiatement dissous dans l'eau de pluie, non pas des sulfates d'ammoniaque, mais des *nitrates d'ammoniaque* plus énergiques, plus assimilables pour le sol, et mieux répartis. En outre donc de ce qu'il se déverse en un *mois* dans la Seine, par les eaux d'égout, plus de ces richesses ammoniacales que n'en donnerait en un an, dans tous les cimetières de Paris, la *crémation utilitaire*, il se trouverait peu de personnes, — les volontaires du progrès immédiat, à outrance, exceptés, — qui consentissent ainsi à une *utilisation* instantanée et palpable. Dans la limite du possible, un souvenir se détruit et ne se vend pas ; que dire de la dépouille humaine, souvenir par excellence, configuration expressive associée à tous les actes, à tous les sentiments, à toutes les affections ?

La première qualité d'un four de crémation avant d'être économique et scientifique, est donc de *détruire* et d'anéantir rapidement, avec toute la rigueur chimique et organique. A ce titre, les fours d'incinération par l'*air* ou les *gaz* enflammés, présentent des avantages incontestables.

Qualités requises pour les fours de crémation. — Nous n'aurons guère à énumérer, sous ce titre, en dehors de la condition *d'incinération totale*, sans création de *sous-produits* indiquée ci-dessus, que les conditions posées par le premier Congrès européen des amis de la crémation. La crémation doit être prompte, complète, et s'exécuter directement dans des appareils spéciaux. Elle ne doit dégager ni gaz, ni vapeurs fétides ou délétères susceptibles d'incommoder le voisinage. Les cendres doivent être pures et sans mélange, susceptibles d'être recueillies et enlevées promptement et facilement. Le coût d'établissement de l'appareil, et celui d'une opération, doivent être aussi modiques que possible. Enfin, l'appareil doit permettre de pratiquer sans aucune interruption plusieurs incinérations successives. Les différentes parties de ce problème complexe ont été étudiées, analysées, et soumises au calcul, de la façon la plus complète ; nous aurons l'occasion d'y revenir lorsque la question bien posée en France, poussée activement par l'opinion publique et par les soins de la « Société française de crémation, » sera sortie du domaine théorique, pour rentrer dans celui de la pratique et de l'exécution.

Dépôt des cendres. — La crémation, par ses effets mêmes, par la transformation de la matière putrescible en une matière inerte et inactive, mène à la suppression du cimetière.

L'urne contenant les cendres restera-t-elle, comme il arrive maintenant pour le corps inhumé, à la disposition presque absolue des communes, sauf, bien entendu, le cas de concession perpétuelle, ou bien verrons-nous, suivant l'usage antique, les urnes funéraires marquer, pour ainsi dire, la place de la famille et du foyer? Au point de vue de la médecine légale, les cendres pouvant constituer jusqu'à un certain point un indice et une trace, devront être conservées pendant quelque temps dans un *Columbarium* remplaçant le cimetière. Au point de vue du culte national et respectable des morts, cette solution est également la meilleure. Il faut compter, en cette matière, avec l'imagination, et, tout en respectant les règles de l'hygiène et de la science, on doit tenir compte des habitudes, des coutumes, et des traditions. Au bout d'un certain temps à déterminer par une réglementation spéciale, l'urne pourra être remise aux personnes qui la réclameront. Les mouvements de centralisation et de décentralisation, équilibrés comme tout le reste, le remplacement progressif de la *propriété* par la *location* feront réclamer bien peu d'urnes, et le *Columbarium* n'aura rien à envier au *cimetière*. Mais les vivants auront ainsi évité l'encombrement tumulaire des morts.

Systèmes proposés pour remplacer l'inhumation en opposition avec la crémation.

Il n'est pas inutile, pour juger la crémation en parfaite connaissance de cause, de parcourir les différents systèmes employés ou proposés depuis l'antiquité jusqu'à ces dernières années, pour résoudre le grand problème hygiénique des sépultures.

Les Égyptiens pratiquaient sur une grande échelle le système de l'embaumement réduit de nos jours, surtout à cause du prix élevé de l'opération, à des cas très rares. Ce système a évidemment résolu la question pour une civilisation très agglomérée, et de plus, placée dans des conditions climatériques extrêmement difficiles. Pour les agglomérations actuelles, outre qu'il est d'un prix de revient inabordable, il ne remédie qu'imparfaitement aux inconvénients signalés de l'inhumation. Exigeant une autopsie préalable, une séparation fractionnée du sang, des intestins, des viscères et du corps, il ne peut exister que collatéralement avec une inhumation ou une crémation partielles. Et d'ailleurs, la portion principale des corps, rendue pour quelque temps imputrescible, soustraite momentanément à la loi de décomposition, finira nécessairement par rentrer dans la règle commune. L'embaumement n'est donc, à proprement parler, qu'un moyen bâtard et peu naturel qui a beaucoup plus de passé que d'avenir.

En 1877, le Dr Panizza, de Padoue, proposa une solution du problème dans une brochure intitulée : « Recherches d'un nouveau procédé d'inhumation des cadavres humains, d'après les règles de l'hygiène. » Le système préconisé par M. Panizza, consiste dans la construction de cimetières spéciaux, véritables nécropoles en maçonnerie, où de longs corridors seraient disposés de manière à recevoir des niches ou des cellules particulières pour les cadavres. Les corps couverts, à dessein, d'étoffes poreuses, seraient placés dans des bières criblées de trous pour permettre la circulation de l'air : au-dessous et au-dessus du cadavre seraient placées des couches de charbon animal et de gravier destinées à absorber les gaz de la décomposition. L'excédent de ces gaz, entraîné au dehors par un conduit spécial afférent à chaque cellule, irait aboutir à une cheminée centrale haute de 10 mètres au moins, au centre de laquelle un foyer spécial en produirait la combustion. Des robinets placés sur les conduits des gaz permettraient de rendre cette combustion intermittente et d'en diminuer les frais.

M. Panizza espère atteindre, par ce système, les importants résultats suivants : 1° Impossibilité d'inhumer une personne vivante grâce aux bières perforées ; 2° Destruction des gaz délétères ; 3° Réduction de la surface des cimetières et, par suite, inutilité de l'aménagement décennal ; 4° Innocuité parfaite.

Il est facile de voir combien cette *crémation déguisée* sort du domaine de la pratique : son exécution difficile à réaliser, sa complication, la certitude d'un dégagement dans l'atmosphère de miasmes dangereux, par le réseau des conduits souterrains ainsi créés, font de cette conception un travail intéressant au point de vue théorique, mais absolument inapplicable. Aucun doute n'est permis à ce sujet.

M. C. Schœck-Jaquet, ingénieur-architecte à Genève, proposa dans les premiers jours de l'année 1881, un système que nous croyons devoir mettre en parallèle avec le précédent, à cause de ses nombreux points de connexité ; il pourrait, comme lui, être classé dans la catégorie des *ventilateurs thermiques*. M. Schœck-Jaquet constitue une *ville des morts*, formée de *mas* ou édifices construits en béton ou en ciment de Portland sous forme de monolithes sans joints horizontaux ni verticaux. Chaque mas renferme deux rangs de cellules mortuaires au nombre de 10 horizontalement sur 3 à 5 verticalement, ouvrant sur les deux faces longitudinales. Entre les deux rangées de chambres, et dans toute la longueur de chaque mas, existe un espace vide de 20 à 30 centimètres régnant sur toute la hauteur. Chaque cellule, par un conduit spécial, envoie ses gaz dans cet espace vide ; de là ils se rendent par une canalisation générale au *foyer continu* d'une grande cheminée centrale destinée à les détruire.

Ce système présente évidemment les mêmes difficultés d'exécution que le précédent. Nous sommes loin de partager en ceci l'opinion du savant professeur Charles Vogt, qui, par un désir honorable du progrès, croit y trouver l'union de l'inhumation et de la crémation. Tout en respectant l'ingénieuse combinaison de l'inventeur et ses déductions théoriques, nous nous contenterons de lui opposer également l'impossibilité *pratique* de son exécution et de son fonctionnement.

M. de Jugny, revenant d'Espagne, et s'inspirant du mode d'inhumation de ce pays, soumettait dernièrement à l'Académie des sciences, un système d'inhumation destiné à la ville de Paris, et qui se rapproche des précédents. Il propose la construction de vastes galeries souterraines à deux étages, divisées en compartiments formés de pierres de taille très solides. Chaque compartiment renferme un cercueil : le scellement est tel qu'aucune infiltration ni exhalaison n'est à redouter. Avec cette méthode de superposition artificielle des corps, il résulte des calculs que 35 hectares superficiels de terrain suffiraient aux inhumations de la capitale, avec une dépense de deux millions par an pendant 20 années consécutives, somme représentant exactement l'intérêt du premier établissement et de l'aménagement du cimetière projeté à Méry-sur-Oise. Ce système fonctionne dans un cimetière de Naples.

L'ingénieur Louis Crulz est l'auteur d'une proposition consistant essentiellement à incruster les corps dans des blocs de pierre artificielle (béton hydraulique ou ciment), comprimés et parfaitement imperméables aux gaz. Le corps serait préalablement enveloppé de toile et immergé dans un bain de chaux et d'argile délayée, puis recouvert de ciment hydraulique sec, ensuite de goudron et enfin de chaux, qui constitue avec le goudron une sorte de bitume de Judée analogue à l'enduit des momies égyptiennes. Le corps ainsi préparé et déposé à l'intérieur d'une forme, serait alors entouré d'un mélange de ciment, sable pur et scories.

Cette méthode essayée sur des cadavres d'animaux donne de véritables pierres d'une dureté considérable. M. L. Crulz propose d'y graver des inscriptions et d'en construire des monuments contenant, entassées, les générations éteintes.

Peu économique et difficile à faire entrer dans les mœurs, à cause de ses nombreuses manipulations, ce système est un retour vers l'embaumement des Égyptiens et les pyramides d'Égypte. Or, dans cette question d'assainissement il faut, avant tout, nous le répétons, se défier des demi-mesures, si dangereuses quand elles ne sont pas inapplicables.

M. Gratry, frappé de l'encombrement des corps et de la diminution de l'espace dans le cimetière de Neuilly-sur-Seine, a proposé en 1876 au conseil municipal de Neuilly, l'établissement à ses frais, dans le cimetière de cette commune, d'une galerie de cercueils en béton Cogniet. Le système proposé par M. Gratry se rapproche, pour l'exécution, du système Panizza, à cela près qu'il n'y est pas question de l'évacuation et de la destruction des gaz, ce qui est une grave lacune. Le rapport présenté au conseil de salubrité de la Seine par M. Devergie, sur cette question, était favorable à l'auteur, et constatait, en effet, qu'en été, par les grandes chaleurs, on avait vu des cercueils en plomb faire explosion sous l'action des gaz brusquement dégagés dans la décomposition. Des expériences décisives furent donc demandées à M. Gratry, au moyen de cadavres d'animaux. Aucune suite n'a été donnée à ce projet.

Il est à notre connaissance que, plusieurs années auparavant, M. Ducournau avait déjà proposé, dans le même but, un ciment d'une dureté et d'une agrégation remarquables.

Système belge de M. Créteur. — Après la terrible campagne de 1870, les masses de cadavres enfouies et recouvertes seulement d'une mince couche de terre, commencèrent à dégager, au printemps, des exhalaisons et des miasmes pestilentiels. À Sedan, notamment, la population était très menacée. Le gouvernement belge, préoccupé de ce voisinage dangereux, concerta avec les autorités françaises le moyen de remédier au mal : on n'en trouva pas de meilleur que l'incinération. La méthode employée, due à un habile chimiste belge, M. Créteur, était la suivante : la terre était tout d'abord enlevée jusqu'à rencontre des corps putréfiés ; les terres provenant du voisinage des cadavres étaient, au fur et à mesure de leur enlèvement, arrosées d'acide phénique dilué dans l'eau ; les cadavres eux-mêmes saupoudrés tout d'abord de chlorure de chaux, étaient ensuite noyés dans un flot de goudron qui s'infiltrait dans les interstices ; la masse, bien imbibée, était finalement enflammée avec de la paille trempée dans le pétrole. Une immense colonne de fumée noire et épaisse s'élevait dans l'atmosphère pendant toute la durée de l'incinération, qui ne laissait comme résidu que des os recouverts d'une couche charbonneuse agglutinée de goudron. Nous devons dire, contrairement aux allégations des rapports rédigés à ce sujet, que cette fumée répandait aux alentours une odeur infecte, et déterminait par irritation, sur le visage et les mains de ceux qui se trouvaient dans cette atmosphère, des éruptions et des phlyctènes.

Quoi qu'il en soit, et malgré ses imperfections, le système de M. Créteur a rendu de grands services. Il fut employé également après la guerre de 1870 dans le rayon de Paris. Des essais analogues avaient d'ailleurs été faits sous le premier Empire, pendant la campagne de Russie, et pendant celle de France, à Paris même.

Crémation chimique. — Il nous est impossible de terminer l'énumération des différents moyens employés pour la destruction des corps, sans citer le plus ancien de tous, quoique le plus ignoré comme moyen de « crémation », dans le sens absolument chimique du mot : *l'inhumation dans la chaux vive*, ou *crémation chimique*. Ce procédé a ses annales dans les pestes et les guerres civiles de tous les pays ; son action est complète et rapide ; mais il est d'un prix de revient élevé et ne répond qu'en partie aux conditions requises pour éviter l'encombrement des cadavres. Il ne réduit pas suffisamment la superficie des cimetières et c'est là son plus grave inconvénient.

Poids des cendres. — Tableaux résumés. — Travail de MM. Champion et Pellet.

On peut se demander, et la question a été posée au point de vue scientifique, quel serait le résidu laissé par la « crémation » dans les urnes funéraires, et quel serait son volume? En ce qui concerne le volume de ce résidu, et, par suite, le nombre de vases nécessaires pour contenir, sans encombrement, une ou plusieurs générations, nous ne pouvons mieux faire que de donner l'extrait des tableaux publiés en 1880 par la Société de crémation de Milan :

Du 8 janvier 1879 au 1ᵉʳ avril 1881 :

Nombre de crémations effectuées en Italie :

Appareils.	Milan	Lodi.
I Polli et Clericetti,	3	»
II Terruzzi et Betti,	9	»
III Gorini (1ᵉʳ appareil),	23	8
IV Gorini (2ᵉ appareil),	54	7
V Venini.	21	»
Total	110	17
Ensemble	127	

Résultats techniques :

Appareils.	Nombre des incinérations.	Poids moyen du corps.	Temps moyen de l'opération.	Poids moyen des cendres.
I Polli et Clericetti,	3	48^k	2 heures.	3^k240
II Terruzzi et Betti,	9	35	4 »	1^k900
III Gorini (1ᵉʳ appareil),	31	49	3 »	2^k450
IV Gorini (2ᵉ appareil),	36	54	2 h. 1/2	2^k950
V Venini.	7	»	»	»

Le poids des cendres ne dépasse pas un maximum de 3 kilogr. environ. Pouvons-nous craindre dans ces conditions l'encombrement des urnes funéraires ? La situation économique des habitants dans les grands centres ne permet guère que les cendres des morts soient conservées à domicile plus de trois générations. Les *Columbarium* destinés à recevoir les urnes non réclamées ou tombées en déshérence s'imposent donc. Dira-t-on que ces monuments, si grands qu'on les conçoive, puissent devenir plus encombrants que les monuments funèbres et les pierres tombales de nos cimetières actuels? Non, évidemment. Il y a là un rapport très simple de la surface au volume. Dira-t-on que la susceptibilité sentimentale qui ne s'oppose pas, une fois sur cent, au retournement des os dans les fosses communes, fera obstacle au *déclassement* des *Columbarium*, nécessaire seulement tous les deux ou trois siècles peut-être? Le doute n'est pas possible, et les catacombes de la capitale recevront,

avec moins de regrets et de souvenirs pour cortège, les *cendres*
que les *os* des générations éteintes. Si l'oubli est un mal présent, c'est également un remède futur ; nous ne ferons qu'aug-
menter son action en lui laissant le temps d'agir.

Au point de vue spécial, deux chimistes éminents, MM. Cham-
pion et Pellet, dans un très intéressant travail sur « la substitution équivalente des matières minérales qui entrent dans la
composition des végétaux et des animaux, » ont fait *l'analyse
complète* d'une portion de cadavre humain. Le sujet choisi était
un homme de 31 ans. Voici les résultats de cette analyse
extraits du compte rendu de l'Académie des sciences du
21 août 1876 :

Acide phosphorique.	37.5
Chlore, ...	8.4
Soude	22.9
Potasse.	28.0
Chaux	2.0
Magnésie.	3.1
Acides carbonique, sulfurique. .	traces.
Pertes	»
Total.	101.9
Oxygène à déduire pour chlore.	1.9
	100.0

Il y aurait à ajouter à cette analyse les corps ammoniacaux
et volatils dégagés pendant la durée de la crémation, le soufre,
et les corps métalliques réduits éventuels, pouvant provenir
de remèdes ingérés pendant le cours de la maladie, ou même
exister antérieurement dans l'organisme, ou enfin, provenant de matières toxiques. Le mercure et l'antimoine exceptés,
tous les autres métaux sont retrouvés mêlés aux cendres à
l'état de réduction.

Si le système de crémation adopté comporte un cercueil en
bois du poids moyen de 15 kilogr. environ, nous aurons encore,
de ce fait, 0,2 % de cendres de bois à ajouter au poids des
cendres du cadavre, soit 0^{k}030 environ. On voit le peu d'intérêt qui s'attache en réalité à l'emploi des *cercueils métalliques*
pour l'incinération des corps. La difficulté pratique d'un chan-
gement de bière pour le cadavre, ses dangers et ses répugnances
pour les assistants, ne seraient pas justifiés par une recherche
scrupuleuse du *non-mélange* des cendres.

Les monuments crématoires. — Les Columbarium.

Le remplacement du cimetière par un appareil de crémation conduit nécessairement à la création d'un *monument crématoire* contenant l'appareil, et construit dans l'esprit de la grave opération à accomplir.

Le premier projet français, resté jusqu'à présent sans imitateurs, est celui présenté par le citoyen Cambry, au Conseil des Cinq-Cents, en l'an VII de la République française. Il s'agissait de l'établissement à Montmartre d'un *Champ de repos* pour l'incinération des corps. Conforme aux traditions grecques et romaines de l'époque, le monument consistait essentiellement en une grande pyramide, contenant l'appareil de crémation. Trois routes, celles de la jeunesse, de la virilité et de la vieillesse y conduisaient. Le cérémonial était réglé par le projet, dans ses moindres détails. Le coup d'État du 18 brumaire réduisit le tout à néant.

Actuellement, l'Italie à Milan, l'Allemagne à Dresde, la Suisse à Genève, l'Angleterre à Woking (Surrey) possèdent des crématoires. Nous allons les passer rapidement en revue avec l'espoir que la France pourra bientôt aussi montrer le sien.

Crématoire de Milan. — Le crématoire de Milan, construit aux

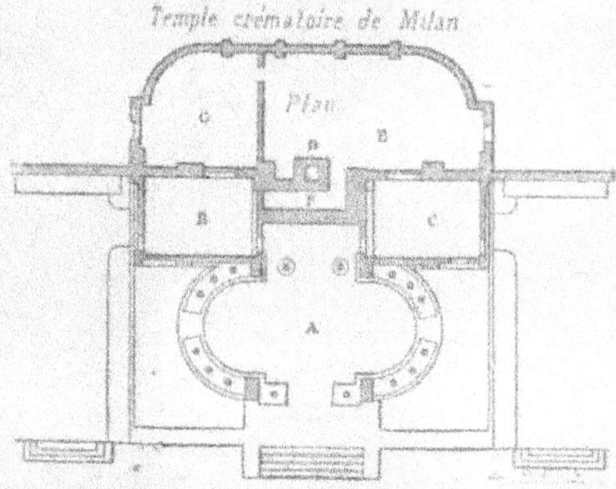

Fig. 21.

frais et par un legs du chevalier A. Keller, présente un aspect monumental en rapport avec sa destination. Au point de vue architectural, le monument est d'ordre dorique. Il se compose d'un péristyle sur colonne, de cinq pièces, et du four de crémation. Sous le péristyle existe encore actuellement l'urne crématoire inventée par Polli-Clericetti et dans laquelle fut incinéré le corps du chevalier Keller. Depuis, un four Gorini, à incinération directe, a été substitué à l'appareil primitif. Le crématoire de Milan peut être à juste titre considéré comme le véritable *berceau* de la crémation, s'il est permis de se servir de ce terme pour cette action tout à la fois hygiénique et destructive. C'est sur les marches même de son péristyle que s'est réuni le dernier Congrès international d'hygiène. Ce monument a donc dès à présent son histoire.

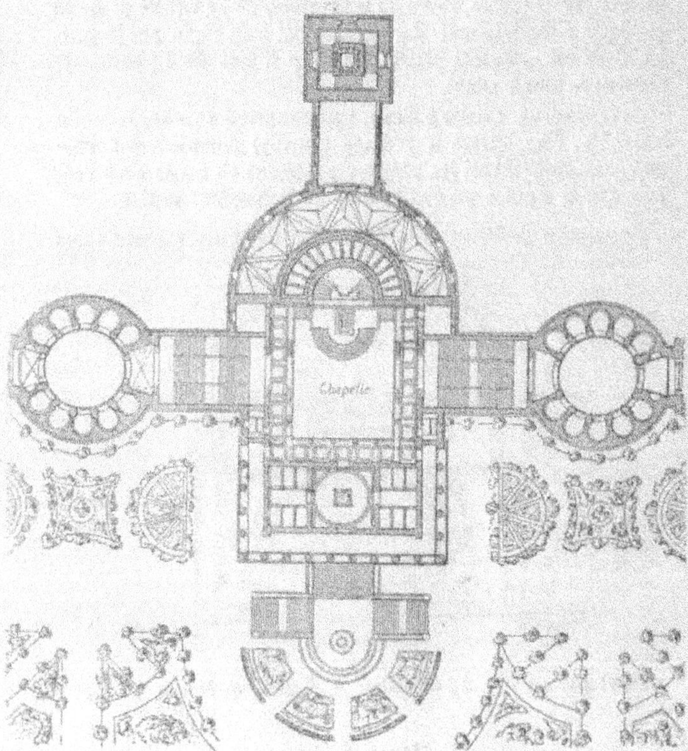

Fig. 22. — Projet Pieper et Lilienthal. — Plan.

Projet Pieper et Lilienthal. — Deux architectes allemands, MM. Pieper et Lilienthal, ont étudié le projet complet d'un monument crématoire, destiné à Gotha, et qui n'a point encore été

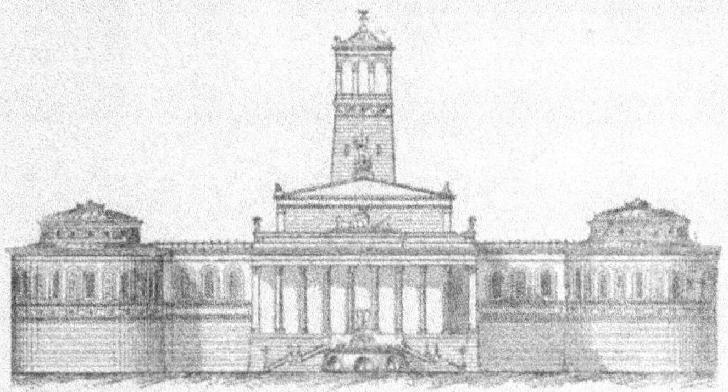

Fig. 23. — Projet Pieper et Lilienthal. — Élévation.

exécuté. Ce monument, d'un développement considérable, rappelle dans une certaine limite le Trocadéro de l'Exposition Universelle de 1878. Il comprend une grande chapelle créma-

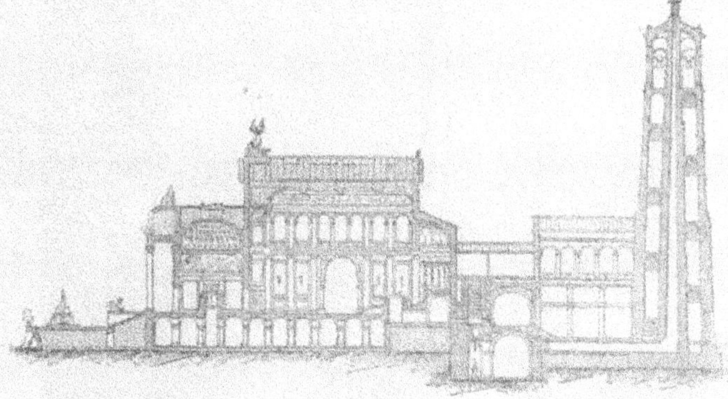

Fig. 24. — Projet Pieper et Lilienthal. — Coupe longitudinale.

toire centrale ; de vastes *Columbarium* sont disposés en ailes pour le dépôt des cendres.

Crématoire de Woking. — Le crématoire de Woking, en Angleterre, de dimensions bien inférieures à celles du projet allemand Pieper et Lilienthal, a sur ce dernier l'avantage incon-

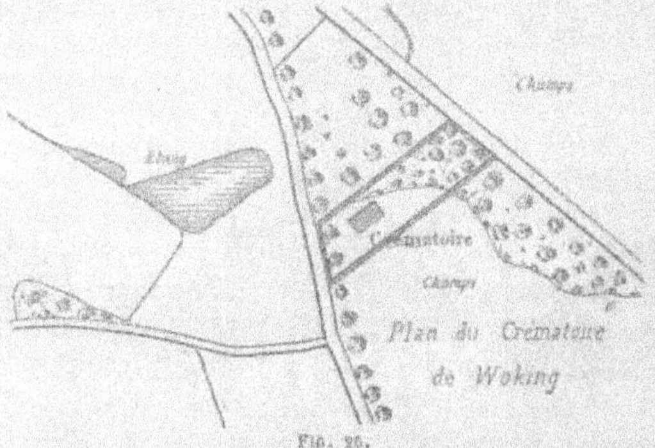

Fig. 25.

testable d'exister et de pouvoir fonctionner dès que l'idée de crémation aura pris, en Angleterre, le développement auquel elle

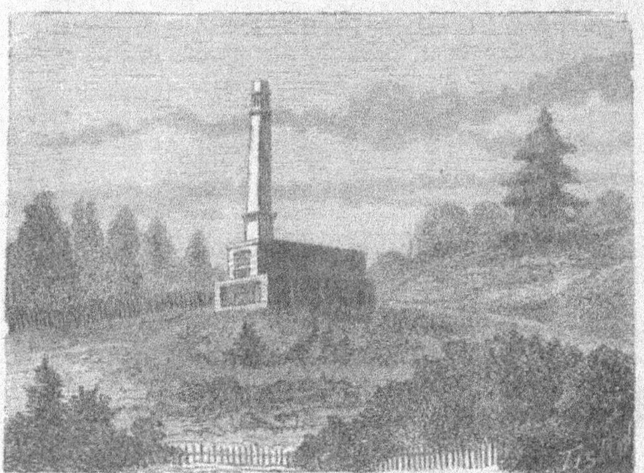

Fig. 26. — Crématoire de Woking.

est appelée par le fait d'agglomérations populaires plus denses et plus dangereuses que partout ailleurs.

Nous donnons ici, extrait du *Journal d'hygiène*, le plan de ce crématoire fourni par M. E. Turner. Ce monument construit sur des données économiques, répond bien, par l'aspect sévère que lui ont donné les auteurs, aux conditions requises par l'état actuel de la question. Il reproduit, à dessein peut-être, le profil d'une croix. Le seul reproche à faire à l'aménagement de la construction, consiste dans un voisinage un peu trop immédiat de la chapelle et du four de crémation. Le but prin-

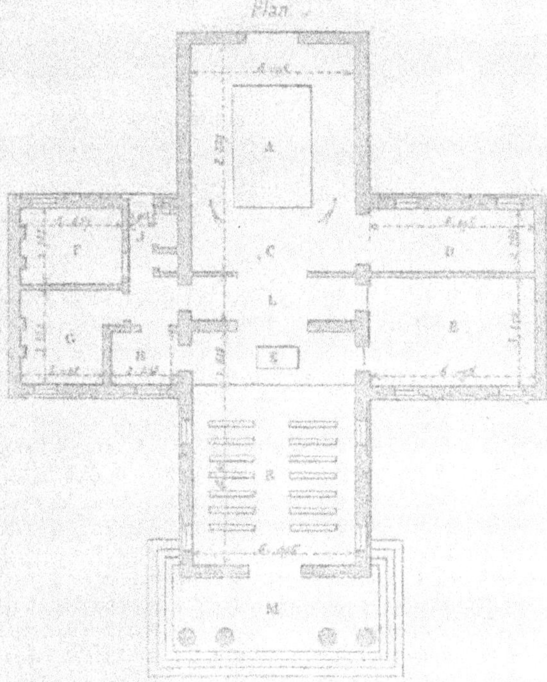

Fig. 27. — Crématoire de Woking.

cipal à atteindre, pour ces monuments, consiste surtout à ne pas brusquer les idées, en écartant avec soin ce qu'il peut y avoir de brutal pour les assistants, dans la transition rapide de la chair à la cendre.

Le style du crématoire de Woking rentre entièrement dans la tradition grecque, qui s'est trop imposée pour tous les monuments construits jusqu'à ce jour. Comme emplacement, situé au milieu des bois, dans un cadre sévère et imposant sans être triste, il rappelle les conditions adoptées pour le projet de *Champ de repos* soumis en France au Conseil des Cinq-Cents.

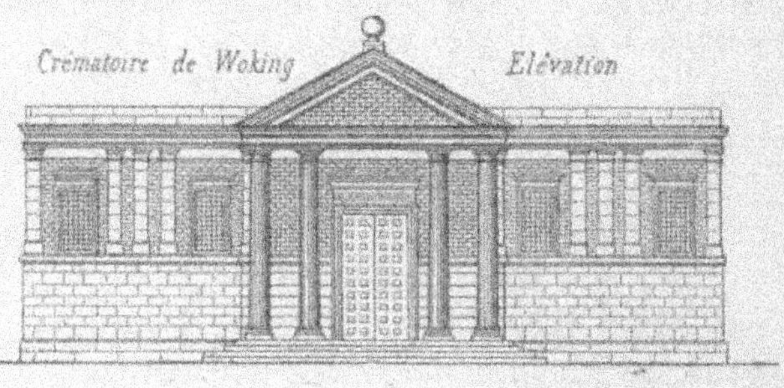

FIG. 28.

Quoi qu'il en soit, cet édifice construit par la Société de crémation de Londres, pour ainsi dire, *a priori*, prouve à son honneur, qu'elle est fermement décidée à ne reculer devant aucune dépense, pour conduire à bonne fin l'importante réforme de l'incinération des corps.

Projet de crématoire français. — Ce projet encore inédit, mais dont nous pouvons donner la description aux lecteurs du *Génie Civil* grâce à la complaisance des auteurs [1], résout la question de chapelle crématoire, beaucoup mieux que tous ceux que nous venons d'énumérer.

Suivant tous les rites et usages de l'inhumation actuelle, le corps est amené au rez-de-chaussée dans la chapelle, et déposé dans un catafalque recouvert de draperies. Pendant le cours de la cérémonie funèbre et par un moyen mécanique, le cercueil descend dans le sous-sol où se trouve placé le four d'incinération. Les parents du mort seulement, ou leurs délégués, peuvent assister à la crémation dont la durée n'ex-

(1) Nous avons fait reproduire par la photogravure le dessin original dû au crayon de M. R. Demümeld, l'architecte éminent que cette question intéressait vivement et qu'une fin prématurée vient d'enlever à la science de l'ingénieur et aux Beaux-Arts.

cède pas celle du service célébré. Pour le public, auquel toute
action mécanique est cachée, le corps est resté dans le catafalque ; les convenances les plus légitimes, le mystère le plus
respectueux sont donc sauvegardés. Ajoutons que ce système
a l'avantage d'être applicable à toutes les églises possédant des
cryptes, et c'est la règle générale.

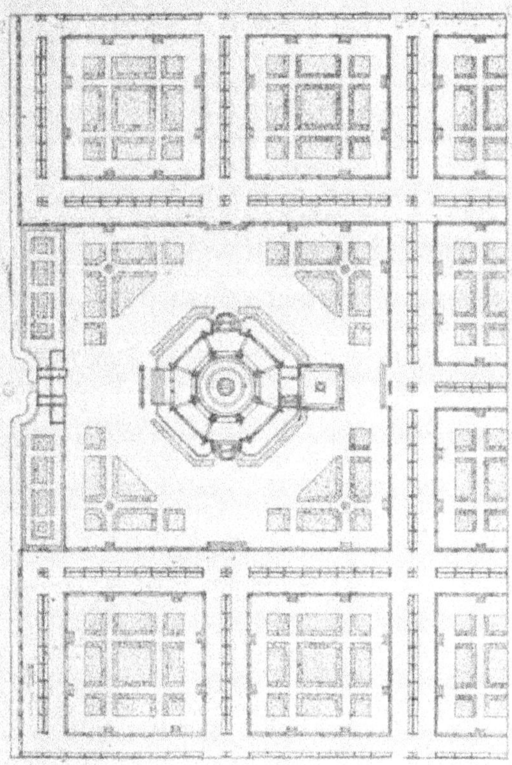

Fig. 29. — Projet français. — Plan.

L'habile et savant auteur de cet intéressant projet a su
éviter la tradition antique exagérée dans les autres monuments exécutés jusqu'ici.

Monuments crématoires. — En dehors des chapelles crématoires destinées surtout par leur aspect et leur aménagement aux cérémonies du culte, des monuments crématoires, sans caractère moral particulier, sont projetés dans chacun des cimetières de Paris. Les urnes funéraires, comme les corps inhumés actuels, trouveraient à proximité du monument, soit le *Columbarium* commun dans toute sa simplicité, soit le monument funèbre avec le suprême étalage de la richesse et de la vanité humaine.

Les *Columbarium* construits comme les temples funéraires des Romains, consisteraient simplement en une sorte de grande façade, plus ou moins ornée, et contenant des niches pour le dépôt des urnes. L'étymologie du mot indique suffisamment que l'aspect général est celui d'un grand colombier. Les fouilles d'Herculanum et de Pompéï ont mis au jour plusieurs de ces monuments funèbres, placés en façade le long d'une rue de la ville.

Un *Cinerarium* de cette sorte a été projeté au crématoire de Milan par l'architecte Maciachini. Le monument est de style étrusque. Il comprend un *Columbarium* proprement dit, et des catacombes souterraines pour les urnes tombées en déshérence.

Les progrès constants faits en France par l'idée de crémation, nous donneront l'occasion de revenir ultérieurement sur la construction des crématoires et des *Columbarium* actuellement à l'étude.

Conclusions.

Bien que la nature même de cette étude ne se prête pas à des conclusions didactiques, nous croyons cependant utile de la résumer ici sommairement.

Après avoir démontré la raison d'être de la crémation, après avoir constaté sa mise en pratique chez les peuples les plus civilisés des deux Mondes, nous sommes en droit d'affirmer :

Que la crémation des cadavres et la conservation de leurs cendres doivent se substituer au mode actuel d'ensevelissement, puisque, avec elle, au très grand profit de la salubrité et de l'hygiène publiques, sans offenser la religion, sans léser les droits imprescriptibles de la Société, en respectant toujours le libre arbitre des décédés, leurs volontés dernières, les sentiments sacrés de la famille, l'on peut honorer la mémoire de ceux qui ne sont plus.

La crémation imite parfaitement l'œuvre de la nature ; ce que celle-ci produit lentement, par des voies obliques, par l'intermédiaire d'émanations nuisibles, la combustion l'accomplit avec rapidité et sans danger d'aucune sorte, ne laissant à la surface de la terre qu'une masse minime de cendres inertes.

Au point de vue pratique, des procédés aussi simples qu'ingénieux ont été proposés et expérimentés, pour atteindre le but suprême, dans un espace de temps assez limité et avec une dépense d'argent très restreinte.

Parmi tous les appareils expérimentés au cours de ces dernières années, le four régénérateur de MM. Siemens, de Dresde, est incontestablement le plus perfectionné. Attendons néanmoins les expériences prochaines de la Société française de crémation.

Si, au moment où les périodes de réfutation des objections et des recherches de procédés ont fait place à la période de la réalisation des faits accomplis, en Allemagne, en Italie, en Suisse, en Angleterre et aux États-Unis, nous cherchons encore, en France, les moyens de dissiper les dernières appréhensions de la médecine légale, il ne faut pas oublier qu'à notre pays revient sans conteste l'honneur d'avoir posé l'incinération des corps au rang des grands problèmes de l'hygiène publique moderne.

Distancée un moment par les nations voisines, la France doit reprendre sa place séculaire à l'avant-garde du progrès scientifique et social.

Et la génération qui nous suivra, en constatant l'immense amélioration qui s'est opérée dans la salubrité de nos grandes cités, se demandera avec une certaine surprise, comment un système préconisé par les peuples les plus avancés de l'antiquité, a pu rester ainsi dans l'oubli pendant plusieurs siècles de civilisation.

APPENDICE

Allemagne.

1849. — Docteur GRIMM, Berlin. *Ueber das Verbrennen der Leichen* (Sur la combustion des cadavres).

1855. — Docteur TRUSEN, Breslau. *Die Leichenverbrennung* (La Crémation).

1855.— M. MULLER. *Die Todtenbestattung bei den Brahmanen* (De la Crémation chez les Brahmanes).

1856. — Professeur HERMANN RICHTER. *Leichenverbrennung* (La Crémation).

1860. — Docteur TRUSEN, Namslau, Mémoire sur la crémation.

1868. — M. LIEBALL, München. Mémoire sur la crémation.

1874. — Professeur RECLAM, Augsbourg. *Die Feuerbestattung* (La purification des cadavres par le feu).

1874. — Docteur KUCHENMEISTER, Erlangen. Sur la crémation des cadavres.

1874. — Docteur J. B. ULLERSPERGER, Erlangen. L'urne ou la tombe.

1874. — Docteur BAGINSKY, Berlin. De la crémation au point de vue de l'hygiène.

1874. — Docteur H. FLECH, Erlangen. Réponse à la question.

1876. — Congrès de Dresde. Compte rendu du Congrès, et correspondance pour aider au développement de la crémation.

1877. — *Die Urne*, journal, Dresde.

1877. — Professeur W. DONITZ. La crémation au Japon.

1877. — ENGELMAN. *Conférence à Strasbourg sur la crémation*.

1879. — Docteur KERCHEINSTEINER. Rapport au conseil de santé de Munich (Bavière) sur l'utilité d'adopter les pratiques de la crémation pou les cimetières de la ville.

Angleterre.

1634. — T.-J. Pettigrew de Londres. *A history of Egyptian mummies*, avec des notes sur les cérémonies funèbres des autres nations.

1658. — Sir Thomas Browne de Londres. *Hydriotaphia or urn burial* (Sépulture par l'urne).

1793. — R.-J. Douglas de Londres. *A sepulchral history of Great Britain* (Histoire des sépultures du Royaume-Uni).

1817. — Docteur J. Jamieson. *Origin of cremation*.

1857. — M. G. Cobbe de Londres. *Burning the dead or urne sepulture* (Brûler le cadavre ou sépulture par l'urne).

1857. — T.-J. Pettigrew de Londres. *Chronicles of the Tombs* (Les chroniques des tombeaux).

1858. — M. Michael Wylie de Londres. *Burning and Burial* (Incinération et inhumation).

1858. — M. C.-H. Hale. *The graves of our fathers* (Les tombes de nos pères).

1864. — Colonel T. Martin de Poonah. *Cinerator for use of Brahmins* (Incinération à l'usage des fidèles de Brahma).

1870. — H.-W. Hemsworth de Londres. *Incremation by state regulation*. (Crémation par réglementation de l'Etat).

1870. — L. Jewitt de Londres. *Grave mounds and their contents* (Les tumulus pendant la période anglo-saxonne).

1873. — D.-J.-E. Neild, de Melbourne. *Advantages of burning the dead* (Avantages d'incinérer les morts).

1873. — D.-E.-A. Parkes de Londres, dans son volume d'hygiène. *Disposal of the dead* (Règles pour la sépulture).

1874. — Sir Henry Thompson de Londres. *Cremation; the treatment of the body after death* (Traitement du corps après le décès).

1774. — Docteur P.-H. Holland de Londres. *Burial or cremation* (Inhumation ou crémation).

1874. — Bishop (Evêque) of Lincoln. Sermon prononcé sur ce sujet à l'abbaye de Westminster de Londres.

1874. — A truth seeker (un chercheur de la vérité) de Londres. *Cremation considered in reference to the Resurrection* (au point de vue de la Résurrection).

1874. — Docteur A. Rolleston de Londres. *On the modes of sepulture in late Romano-British and early saxon times* (à l'époque anglo-romaine et dans les premiers temps de l'invasion saxonne).

1875. — William Eassie de Londres. *Cremation and its bearings on public health* (dans ses rapports avec la santé publique).

1875. — Rev. Haweis de Londres. *Ashes to ashes; a cremation prelude* (Les cendres aux cendres).

1875. — Karl Blind de Londres. *Fire burial among our Germanic forefathers* (La sépulture par le feu chez nos ancêtres germains).

1875. — Docteur W.-B. Richardson de Londres. *On the disposal of the dead* (Que faire des morts?).

1875. — Seymour Hayden de Londres. *Earth to earth* (La terre à la terre).

1875. — Docteur Albert Bernays de Londres. *Contribution to the subject of Cremation* (Contribution à l'étude de).

1875. — Armitage Bakewell du *Standard*. *Lecture at the London Institution* (Leçon sur la).

1876. — Docteur Stanley Haynes. *In Malvern advertiser. Paper on Cremation* (Mémoire sur la).

1876. — M.-E. Dennis de Londres. *The cities and cemeteries of Etruria* (Villes et cimetières de l'Etrurie).

1876. — W. Tebb de Londres. *The last act* (La dernière loi).

1877. — S.-P. Day de Londres. *Dust to dust* (La poussière à la poussière).

1878. — W. Eassie. *The asserted loss of ammonia caused by the Cremation of bodies* (La prétendue perte d'ammoniaque causée par la).

1878. — W. Eassie. *The systems of Cremation now in use upon the continent* (Les divers procédés employés sur le continent pour la).

1878. — Docteur B.-W. Richardson de Londres. *Cantor lecture upon embalming* (embaumement). Conférence à la Société des arts de Londres.

1879. — Docteur Paolo Gorini. *The first Crematory in England and the collective Crematories* (Le premier crématoire construit en Angleterre, et les crématoires collectifs). Traduit de l'Italien.

1880. — William Eassie de Londres. Deuxième édition revue et augmentée des *Transactions* (Actes de la Société de crémation de Londres).

Pendant ces quinze dernières années, de nombreux articles sur la crémation ont été publiés, pour et contre, par les journaux politiques, et principalement par les Gazettes médicales, et les Revues littéraires.

Autriche.

1874. — Docteur Innhaüska de Vienne. *Versuchs über Leichenverbrennung* (Essai sur la crémation).

1874. — M. A. Vitlacil de Vienne. *Versuche über Leichenverbrennung*.

1874. — Docteur Lanyi de Vienne. *Ueber die Verbrennung der Leichen am Schlachtfelde* (La crémation sur les champs de bataille).

1874. — M. F. Stanech de Vienne. *Ideen zu einer neuen Leichenbestattungs Methode* (Pensées sur la nouvelle méthode d'ensevelissement par la crémation).

Belgique.

1871. — M. Louis Crétbur de Bruxelles. L'hygiène sur les champs de bataille.

1873. — Anonyme. Brûlez les corps et ne les ensevelissez pas. Bruxelles.

1874. — M. A. Prins. Conférence à Bruxelles. La crémation des morts.

1876. — MM. Hyac. Kuborn et Jacques. De l'assainissement rapide des champs de bataille (Extrait du *Journal d'hygiène de Paris*).

Espagne.

1876. — Docteur SALCEDO Y GINESTAL de Valence. *Discurso* (essai) *sobre la Cremacion cadaverica.*

1876. — Docteur SAN ROMAN de Madrid. *La Cremacion y su utilidad.*

1876. — Docteur J. CHABS de Madrid. *Inhumacion y Cremacion.*

États-Unis.

1874. — Professeur P. FRAZER de New-York. *The merits of Cremation* (Les avantages de).

1874. — Docteur J.-A.-F. ADAMS. *Cremation and burial* (Crémation et inhumation). Examen de leurs avantages respectifs. Enquête du *State Board of health* de Massachusetts.

1874. — Docteur G. BAYLES de New-York. *Disposal of the dead* (Que faire des morts).

1874. — Docteur G. BAYLES de New-York. *Cremation and its alternatives.*

1875. — Docteur P.-I. LAMOYNE de Pittsburg. *The asserted loss of ammonia caused by the Cremation of bodies* (La prétendue perte de l'ammoniaque dans la crémation des corps).

Plus un nombre très considérable d'articles dans les journaux de Chicago, de Philadelphie et de la Virginie.

France.

1872. — Docteur DE PIETRA SANTA. La crémation des morts en Italie.

1874. — Docteur DE PIETRA SANTA. La crémation des morts en France et à l'étranger (Extrait des *Annales d'hygiène*).

1876. — Docteur GANNAL. Inhumation et crémation.

1876. — Docteur MARMER. Utilité de la crémation des cadavres à la suite des grandes batailles et des épidémies.

1877. — M. CADET. Hygiène; inhumation, crémation (1re édition; 2e édition en 1879).

1879. — Docteurs A. LACASSAGNE et DUBARISSON. La crémation (Extrait du *Dictionnaire encyclopédique des sciences médicales*).

1881. — Docteur F. MARTIN. Les cimetières et la crémation.

Hollande.

1874. — Statuts et règlements de la société Centrale.

1875. — Statuts et règlements de la branche de Rotterdam.

1876. — T.-S. GRAVENHAGE. *Berichten en Mededeelingen der Vereeniging voor Lijkverbranding.*

1878. — VAN AART ADMIRAAL. *Begraven of verbranden* (Een populair debat).

Italie.

1857. — Professeur Fernando Coletti. *Sulla Cremazione dei cadaveri*. Mémoire lu à l'Académie des sciences et lettres de Padoue. Conclusion : « L'homme doit disparaître et non pourrir ; il ne doit pas plus se transformer en un amas de pourriture, source d'exhalaisons immondes et nuisibles, qu'en une momie grotesque, mélange informe de goudrons, de résines et de parfums. L'homme doit devenir une poignée de terre et rien de plus. »

1866. — Docteur V. Giro. *Sulla incinerazione dei cadaveri*, in *Gazette médicale des provinces vénitiennes*. « L'inhumation des cadavres est une pratique qui se trouve en opposition avec les sentiments humains, l'hygiène et la vie civile des nations. »

1867. — Docteur du Jardin. *Sulla cremazione dei cadaveri* in *Salute* de Gênes.

1870. — Docteur Pietro Castiglione. *Sulla cremazione dei cadaveri*. Mémoire lu au Congrès International de Florence (démontre l'opportunité de la réforme ; combat les objections tirées des exhumations juridiques).

1870. — Docteur du Jardin de Gênes. *La guerra e le sue vittime ; l'incinerazione ed il seppelimento*. Appelle l'attention de l'autorité supérieure sur l'installation défectueuse des cimetières communaux.

1871. — Docteur Golfarelli. *Sulla cremazione dei cadaveri*. Conférence faite à Florence ; propose de déterminer préalablement d'une manière précise la cause de la mort.

1872. — Docteur Paolo Gorini de Lodi. *I Vulcani sperimentali*. Lave incandescente détruisant rapidement et complètement les tissus organiques.

1872. — Docteur Arturo Issel de Gênes. Compte rendu des recherches de Gorini. *Gli esperimenti vulcanici*.

1872 — Professeur Giovanni Polli de Milan. *Sulla incinerazione dei cadaveri*. Mémoire lu à l'Institut royal des sciences et arts de Lombardie. Très important ; étude complète de la question ; premières données expérimentales ; programme du prix Secco-Comneno pour un concours sur le meilleur appareil crématoire.

1872. — Docteur C. Peyrani, de Parme. *La cremazione* in *Il Presente*.

1872. Docteur Rota de Chiari. *L'incinerazione dei cadaveri è ammissibile ?* Plaidoyer sentimental contre la réforme. « Si l'on adoptait cet usage, je m'imposerais l'obligation sur la fin de mes jours de me faire transporter dans un lointain village, où n'existent ni char funèbre, ni bûcher, ni cornues enflammées, ni urne.

1872. — Docteur Manetti de Cauero et Pr Polizzi de Girgenti. Poésies en faveur de la crémation.

1873. — Docteur Flavio Valsrani de Florence. *Sulla incinerazione* in *Opinione*. Revue historique.

1873. — Docteur Gaetano Pini de Milan. *La cremazione* in *Annali universali di medicina*. Réflexions pratiques sur les divers modes opératoires.

1873. — Docteur G. B. Ayr. *La cremazione e l'igiene*. « Revenons aux rites antiques de la crémation, brûlons dans l'homme ce qui est putrescible, et conservons comme un monument durable ses froides cendres dans une urne d'or. »

1873. — Docteur O. GRANDESSO-SILVESTRI de Venise. *Sulla incinerazione dei cadaveri umani*. S'oppose à la crémation au nom de l'anthropologie et de la phrénologie.

1873. — Docteur FORNARI de Turin. *Humatio vel crematio*. « L'hygiène publique réclame cette pratique des Hébreux qui n'altère pas les sentiments que l'on doit aux morts. »

1873. — Docteur CESARE MUSATTI de Venise. *Intorno alla cremazione dei cadaveri*. — Dans de brillantes conférences, l'auteur rend compte de ses recherches historiques sur les sépultures des Étrusques et des Germains. M. Musatti regarde la crémation comme un moyen plus certain de vérification des décès à l'effet de prévenir les inhumations prématurées.

1873. — Docteur F. ANELLI. *La cremazione dei cadaveri in Annali di chimica de Milan*. — Pour lui l'ensevelissement rappelle le moyen âge et les époques de barbarie, tandis que la crémation devient l'incarnation des idées de progrès et de civilisation.

1873. — Docteur O. GIACCHI. *La cremazione dei cadaveri*. — Mémoire lu à l'Académie médico-physique de Florence. « Quelles tristes pensées s'emparent de nous en pensant que le divin cerveau de Dante a pu former l'aliment favori d'un petit ver de terre, et que le phosphore d'une allumette chimique peut contenir un fragment du corps de lord Byron ? »

1873. — Docteur L. BRUNETTI de Padoue. *La cremazione dei cadaveri*. Description de ses appareils. Exposition de son procédé d'incinération.

1873. — Professeur A. AMATI de Milan. *Sulla cremazione, in Annali di chimica*. « L'opinion publique est d'autant plus favorable aux idées nouvelles que les procédés de la physique et de la chimie sont plus perfectionnés, et fournissent d'excellents résultats à un prix très modique.

1873. — Professeur FRANCESCO ZANNO de Palerme. *Incinerazione, imbalsamazione e cremazione*. Adversaire implacable de la crémation. « Ce système qui répugne au cœur humain, cet acte brutal qui ne peut inspirer ni piété ni vénération. »

1873. — Journal l'OSSERVATORE CATOLICO de Milan. *La cremazione*. Organe clérical cherchant dans les textes des écritures des arguments en faveur de la putréfaction « nécessaire ».

1874. — Docteur F. DELL'ACQUA, de Milan. *La Cremazione dei cadaveri*. Passe en revue tous les documents publiés en Italie, jusqu'à ce jour. — Il définit avec précision le but de la Réforme. « Donner une plus ample satisfaction aux intérêts de la santé publique, sans heurter les sentiments respectables qui constituent le culte vénéré que les vivants doivent à ceux qui ne sont plus. »

1874. — M. BENARDINO BIONDELLI, de Milan. *La Cremazione dei cadaveri umani*, examinée dans son origine morale, religieuse et politique. — Tableau historique remarquable sur les peuples civilisés de l'Asie.

1874. — Professeur MANTEGAZZA, de Florence. *La Cremazione dei cadaveri*. Expose ses doutes, ses hésitations et ses répugnances pour l'incinération.

1874. — Docteur BRUNETTI, de Padoue. Description des appareils qui figuraient à l'Exposition de Vienne (Autriche).

1875. — M. Augusto Guidini, architecte, *Cremazione dei cadaveri*, dans ses rapports avec l'hygiène, la morale, la technologie et les Beaux-Arts. Étude des plus intéressantes.

1876. — Marchese Gisberto Porro, de Milan. *Sulla cremazione*. Lettres d'encouragement au professeur Polli.

1876. — Revue *La Civiltà cattolica* de Rome. *Pro e contro la cremazione*. L'auteur de l'organe clérical penche plus pour que contre.

1876. — Docteur Cesare Musatti, de Venise. *Cremazione et medicina Forense*. Combat avec succès les objections tirées de la médecine légale.

1876. — Docteur A. Campus, de Sassari (Ile de Sardaigne). *La Pietà verso i defunti*. Dissertation sentimentale sur le sujet.

1876. — M. Carmine Soro Deltala, de Sassari. *La cremazione*. Cette thèse de droit envisage la question au triple point de vue historique, moral et social, et constitue l'un des plaidoyers les plus autorisés en faveur de la crémation.

1876. — Professeur Giovanni Polli, de Milan. *Atti della cremazione di Alberto Keller*. Contient des détails circonstanciés sur cette première crémation officielle et scientifique ; avec plans et dessins à l'appui.

1876. — *Société de Crémation de Milan*. Série de bulletins publiés pendant l'année 1876 et les années suivantes, 1877-1878, sous la direction des docteurs Malachia de Cristoforis et Pini.

1877. — Docteur Brunetti, de Padoue. *Il quesito è sciolto*. L'auteur proclame la supériorité de l'appareil Polli-Clericetti, sur celui qu'il a exposé à Vienne.

1877. — Docteur F. Dell'Acqua. *La cremazione dei cadaveri*. Deuxième chapitre de sa Revue, pendant les années 1875-76-77. Travail très impartial, et très méthodiquement exposé.

1878. — *Société de crémation de Crémone*. — Sa fondation, ses statuts.

1879. — Docteur Tito de Medici, de Forli, *Imbalsamazione, Inumazione e Cremazione*. C'est sans contredit l'ouvrage le plus complet sur la matière. Toutes les questions y sont traitées avec une grande hauteur de vues et de pensées. « La Crémation réalise un véritable progrès. Mais le Réformateur a besoin de l'entière coopération du public. Il ne peut imposer son opinion ; il doit la faire pénétrer dans l'esprit par la persuasion.

« Et pourtant, il ne doit pas être loin le jour où l'on proclamera abolie la fosse immonde, et où l'on verra briller à sa place la flamme vivifiante du Crématoire. »

1880. — Docteur G. Pini. *La cremazione dei morti*. Ricordi e notizie in *Giornale de la Società Italiana d'Igiene*. Guide ou *Vade mecum*, rédigé à l'intention des membres du Congrès d'hygiène de Turin, lors de leur visite au cimetière monumental de Milan.

Japon.

1855. — *Cremation in Japan*. Saghalin.

1878. — *Cremation in Japan*. Yokohama.

1878. — Professeur Dœnitz. *Soc. für Natur und Volkerkunde Ost-Asiens.*

Suisse.

1874. — Docteur WEGMANN-ERCOLANI de Zürich. *Ueber Leichenverbrennung als rationnellste Bestattungsart* (4ᵉ édition) la crémation comme moyen le plus rationnel de funérailles.

1876. — Professeur G. KINKEL. (Zürich). *Für die Feuerbestattung* (la purification par le feu.)

PARIS. — IMPRIMERIE CHAIX, 20, RUE BERGÈRE. — 6859-1.

PARIS. — IMPRIMERIE CHAIX, 20, RUE BERGÈRE. — 6552-1

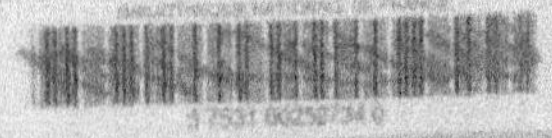